U0305547

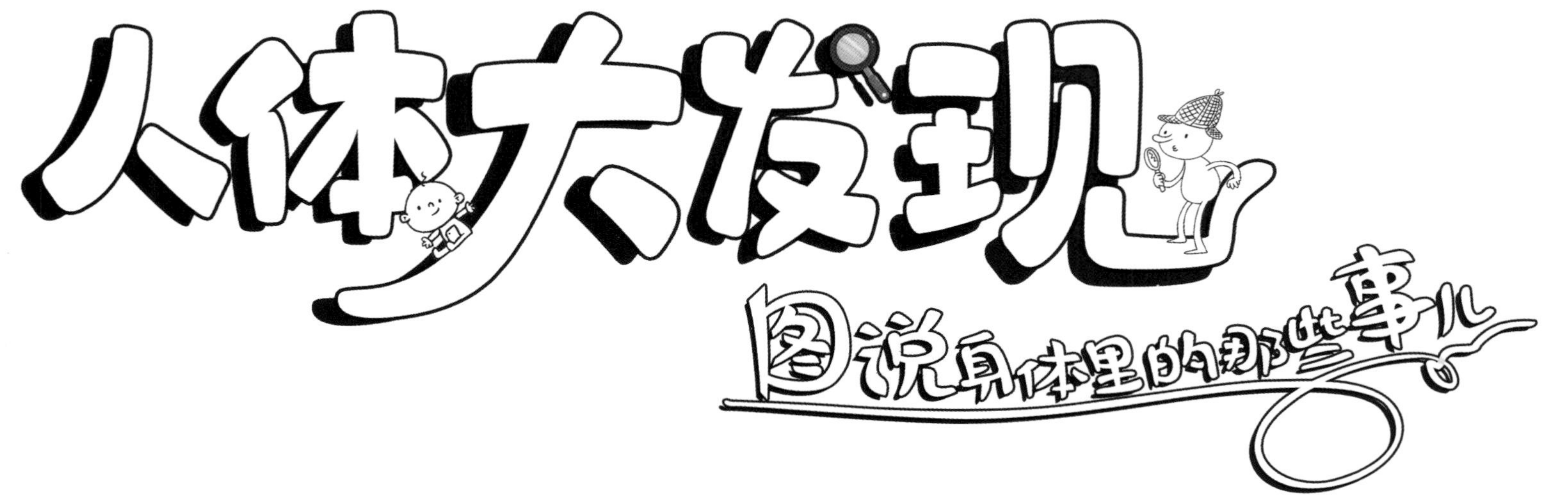
人体大发现
图说身体里的那些事儿

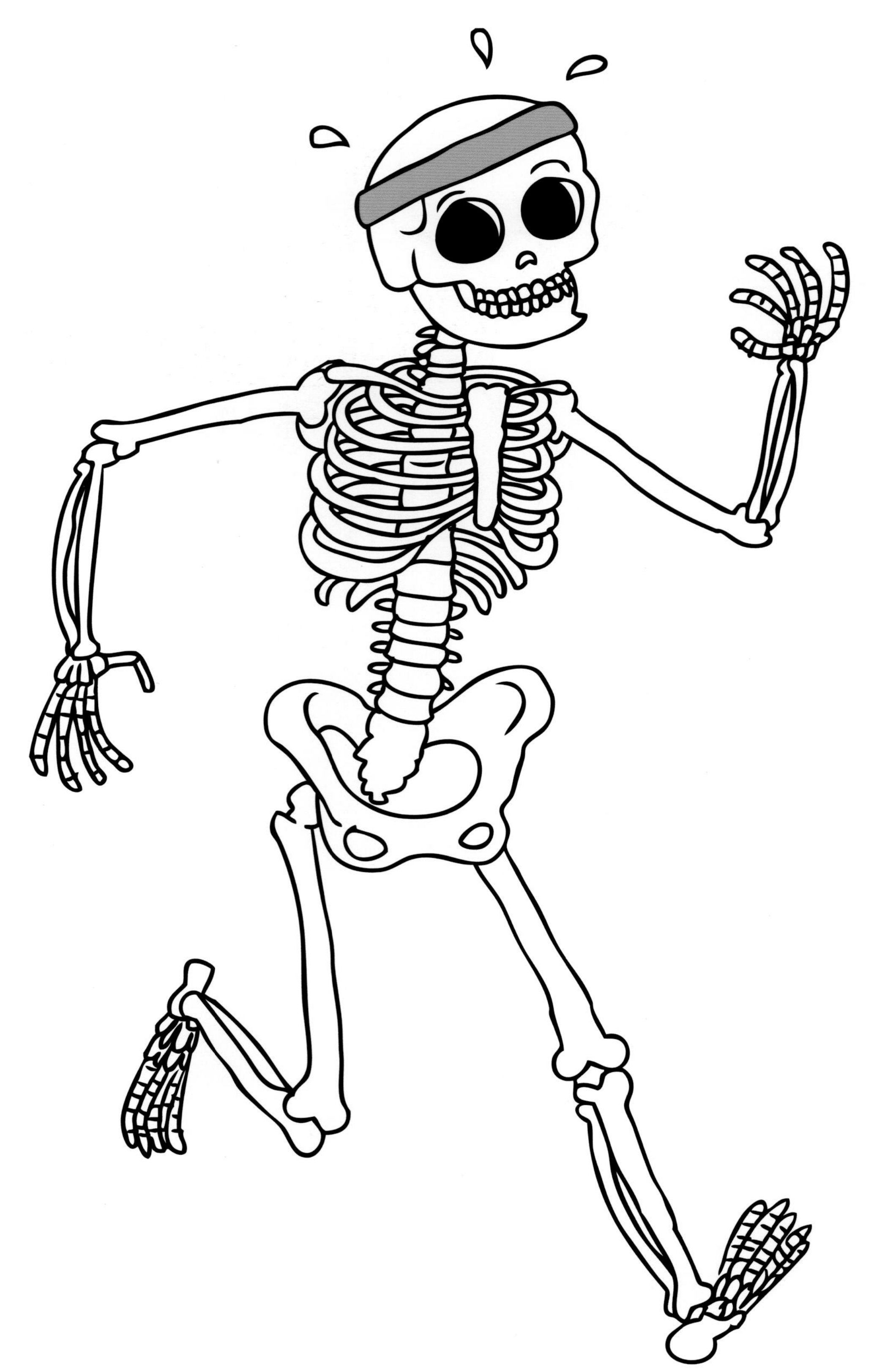

人体大发现

图说身体里的那些事儿

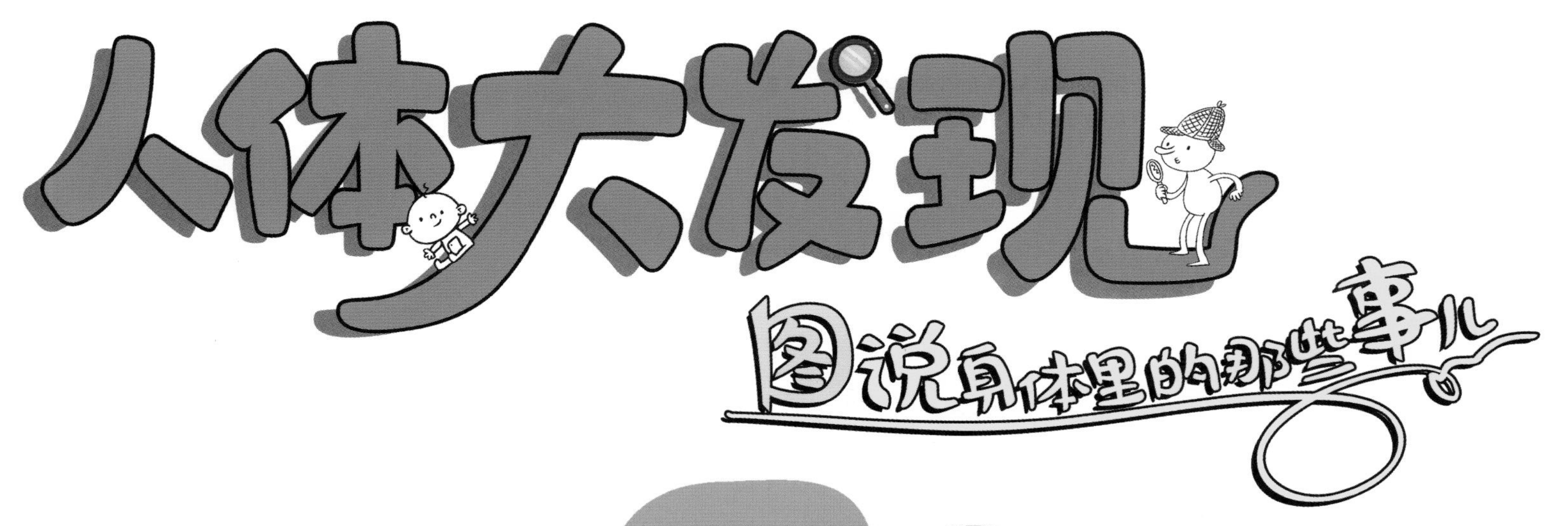

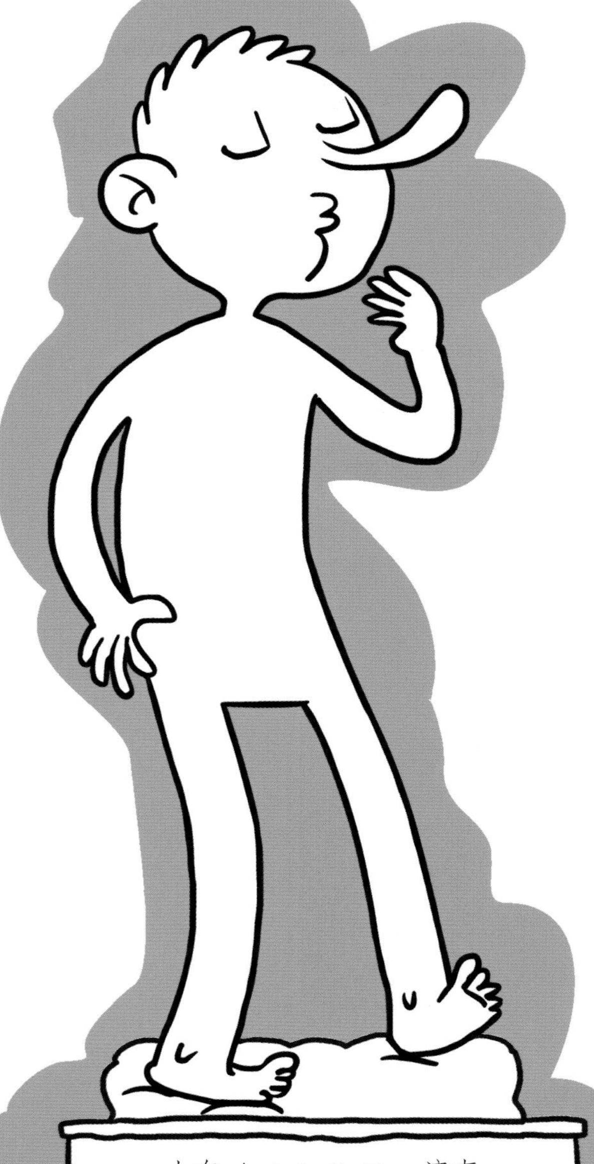

[波]马尔达 · 马露诗查克 著
[波]托马斯 · 萨莫依里克 绘
王易净 译

山东人民出版社 · 济南
国家一级出版社 全国百佳图书出版单位

图书在版编目（CIP）数据

人体大发现：图说身体里的那些事儿/(波)马尔达·马露诗查克著；(波)托马斯·萨莫依里克绘；王易净译.--济南：山东人民出版社，2022.4
ISBN 978-7-209-13654-9

Ⅰ.①人… Ⅱ.①马… ②托… ③王… Ⅲ.①人体-图解 Ⅳ.①R32-64

中国版本图书馆CIP数据核字(2022)第024650号

© 2016 MULTICO Publishing House Ltd., Warsaw, Poland
All rights reserved.
This Simplified Chinese Edition was published by Shandong People's Publishing House Co., Ltd in 2020, by arrangement with MULTICO Publishing House Ltd. through Rightol Media Limited.
（本书中文简体版权经由锐拓传媒旗下小锐取得Email:copyright@rightol.com）

本书中文版由 MULTICO Publishing House Ltd. 授权山东人民出版社出版，未经出版社许可不得以任何方式抄袭、复制或节录任何部分。

山东省版权局著作权合同登记号 图字：15-2021-314

人体大发现 图说身体里的那些事儿
RENTI DAFAXIAN TUSHUO SHENTI LI DE NAXIE SHIR
［波］马尔达·马露诗查克 著 ［波］托马斯·萨莫依里克 绘 王易净 译

主管单位 山东出版传媒股份有限公司
出版发行 山东人民出版社
出 版 人 胡长青
社 址 济南市市中区舜耕路517号
邮 编 250003
电 话 总编室（0531）82098914
市场部（0531）82098027
网 址 http://www.sd-book.com.cn
印 装 山东新华印务有限公司
经 销 新华书店

规 格 12开（230mm×260mm）
印 张 9.5
字 数 50千字
版 次 2022年4月第1版
印 次 2022年4月第1次
ISBN 978-7-209-13654-9
定 价 98.00元
如有印装质量问题，请与出版社总编室联系调换。

目录

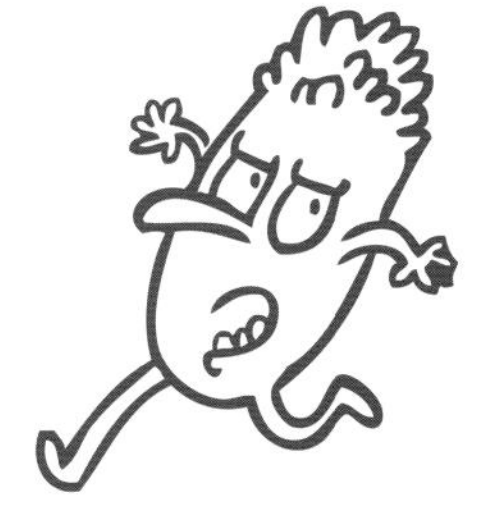
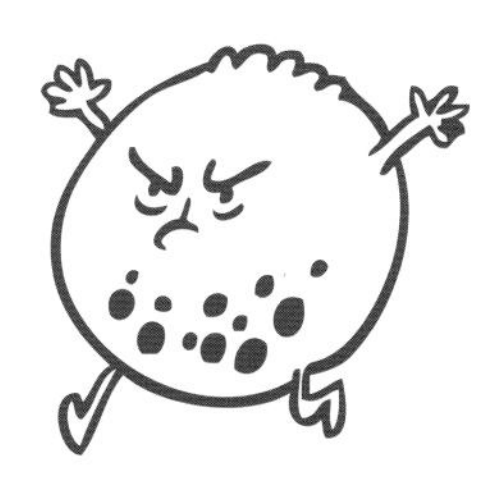
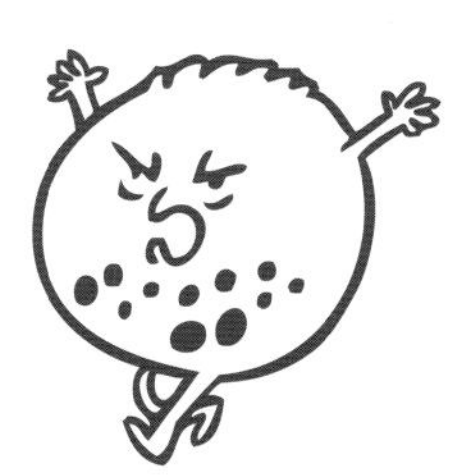

运动中的身体

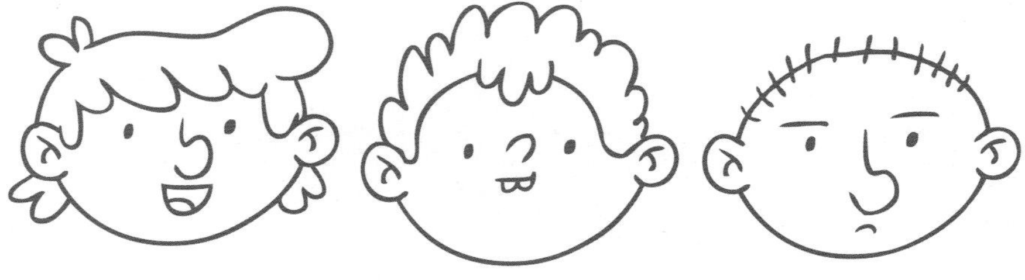

作者的话

当孩子完成了从牙牙学语到蹒跚学步的过程，他开始好奇地观察自己的身体，然后抛出十万个为什么。可惜爸爸妈妈经常绞尽脑汁也想不出一个完美的答案。我们为什么会来到这个世界？我们为什么和爸爸妈妈、兄弟姐妹长得那么像？人们是用什么方法把不同的特征遗传给子子孙孙的？什么样的“软件”让我们的身体能完美运行？

这一切到底是怎么回事？身体又怎么知道该如何生长？

- 人体这个**活细胞超级结构**是如何被打造出来的？
- 基因是什么？我们可以揭开**遗传的奥秘**吗？
- 我们可以看到妈妈肚子里的宝宝吗？**出生之前的世界**是什么样的呢？
- “活着”意味着什么？是什么样的力量让你的**身体动起来**？

你想知道这一切是如何发生的吗？

在你面前的，是这样一本书——它有时可以代替爸爸妈妈，回答你小脑袋瓜中的很多问题。

让我们开启这段奇幻的旅程，去探寻身体里每个细胞所蕴含的秘密吧！

马尔达·马露诗查克

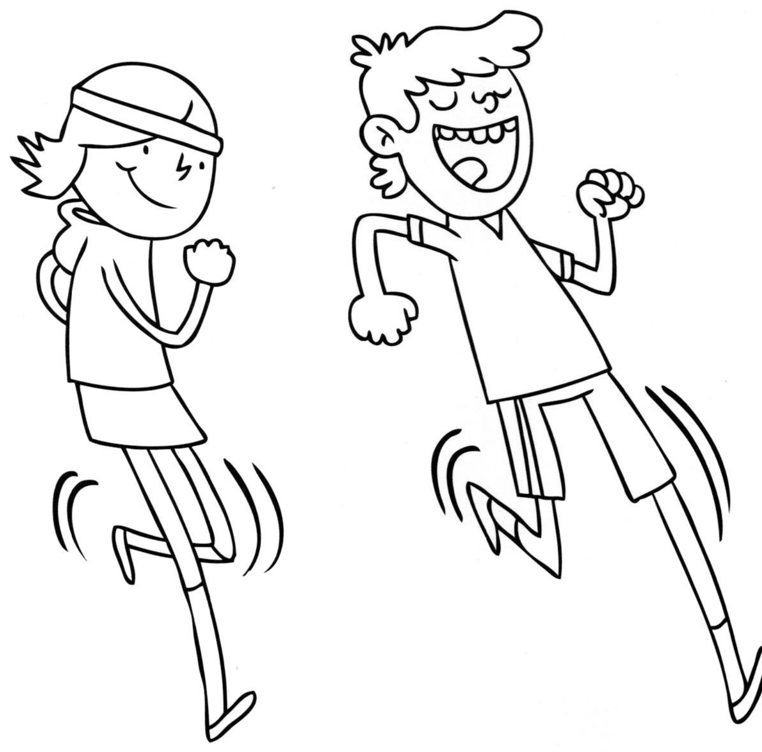

活细胞超级结构

人体由许许多多的细胞组成，它们的数目简直是个天文数字。一个个细胞就像一个个“小砖块”，只有在显微镜下才能看到它们的真面目。单单一个人的身体里，就包含了50 000 000 000 000（50万亿）个细胞！

每一个细胞都活力满满，它们与其他细胞协作，出色地履行着自己的职责。

人的一生中，身体内衰老的旧细胞会被新细胞所替代。因此，组成你身体的这些“小砖块”们，几乎都比你年轻得多呢！

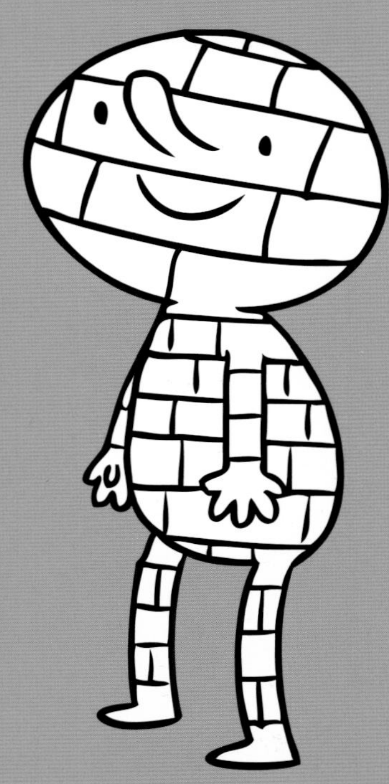

为什么？

因为，在一秒钟的时间里，你的体内就有350万个细胞被新细胞所替代。专家计算出，无论多大年纪的人，他体内细胞的平均存活年限均为7到10年。也就是说，现在的你早已不是那个刚刚在读“作者的话”时的你了！

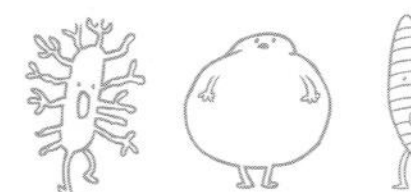

身体是由什么构成的？

什么是细胞？

生命体的结构非常复杂，它由许多“小砖块”砌成。这些“小砖块”便是细胞。我们常常将细胞称作生命的基本单位。也就是说，生物体内所有的活动都是在细胞内进行的。细胞在体内生长、繁殖（通过分裂）、吸收营养、产生能量并发挥着各自重要的作用。生机勃勃的细胞构成了我们的身体，于是有了生活在这个世界中的你我他。

不同的任务——不同的构造

这些“小砖块”并不是完全一样的——在我们每个人的身体中，都有大约200种类型的细胞，很难猜到，千差万别的它们竟然来自同一个生命体。因此，我们可以形象地将不同类型的细胞看作形状各异的积木，正是这些积木组合在一起，才创造出了我们的身体。你能想象出，用200个不同形状的积木搭成的作品，会是什么样的吗？

“你觉得乐高这77年以来一共生产了多少块积木？”

“非常多，但这个数量仅仅是身体里细胞数量的1/125！”

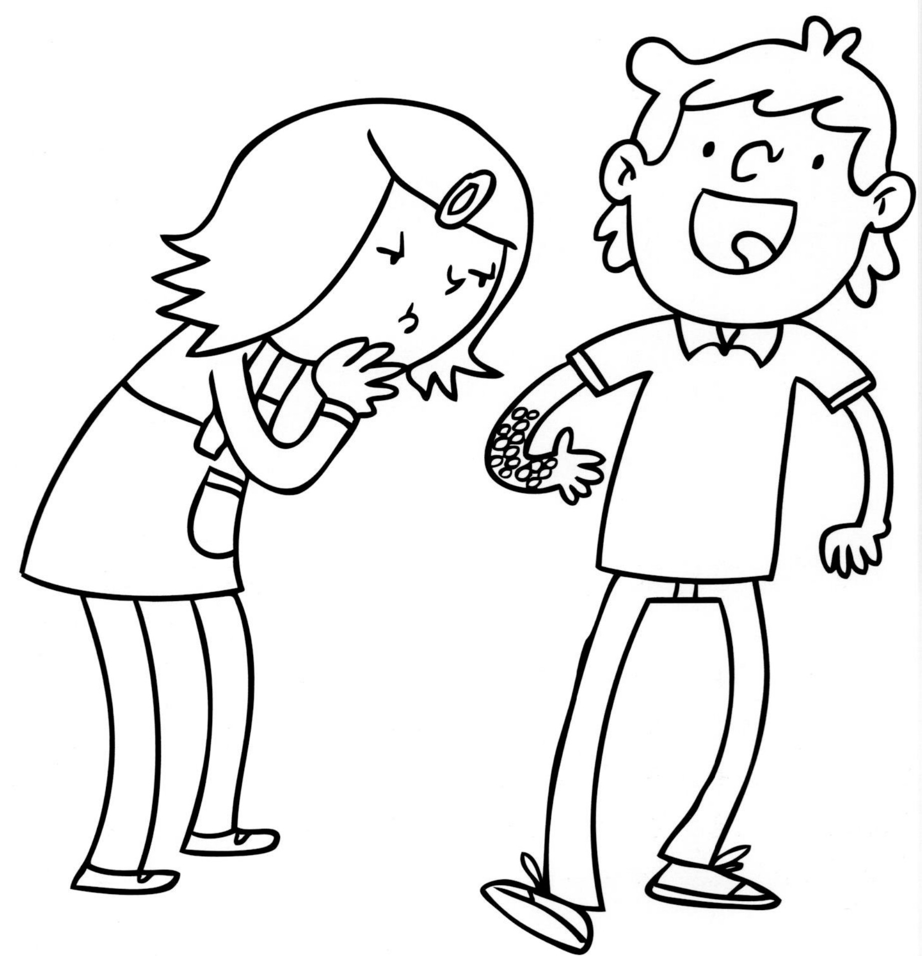

几个真相

- 人体大约由10万亿至50万亿个细胞组成。50万亿是一个5后面跟着13个“0”的数字！写出来是：50 000 000 000 000。也就是说，你身体中细胞的数量，有几十个大型星系里所有的恒星数量加起来那么多；如果宇宙中还有像地球一样的行星，那么人体细胞的数量，就跟几千个地球的人口总数一样多。
- 在人体中，存在超过200种不同类型的细胞。
- 人体中最小的细胞是精子。精子细胞非常小。如果它们依次首尾相接，1毫米可放下17个精子。
- 人体中最大的细胞是一些神经细胞，它们突起部分的长度甚至可达1米。

各种领域的专家

几乎所有的细胞生来就是某一个领域的专家，在人体内发挥着独特作用。每个细胞内都装配了一套完备的程序，履行着细胞的物质运输、能量转换、信息传导以及细胞识别、细胞支持与运动和细胞消化与防御等职能。

优秀的团队

每个细胞都有自己的位置和任务。它们像精悍军队里训练有素的士兵，不需要过多的言语就能和战友合作无间。在这里，没有争权夺位，也没有见利忘义。你的身体就是完美组织的代名词！

细胞的两百张面孔

人体细胞的形状和大小各有不同。细胞的样子，由它在机体中的功能决定，与它们正在进行的活动完美匹配。这就是为什么在我们的身体中，既有很小的细胞，也有大一点的细胞，还有非常大的细胞。它们有的是椭圆形的，有的是球形的，有些长得四四方方，有些却扁扁的，还有一些是圆柱形、长条形或者螺旋形的。

以心肌细胞和白细胞为例。它们的形态和工作方式各不相同：心肌细胞负责在人的一生中有节奏地收缩，而白细胞负责在人们生病的时候攻击入侵人体的细菌。

有趣的事儿

每一个细胞，虽然极其微小，但结构却异常复杂。它由几百万个不同的“零件”构成，数量比一架空中客车A380（就是那个有着4个引擎、可乘坐850名乘客的超大型双层客机）的零件数量都多。（当然，我们此处的对比算上了最小的螺母和垫片。）

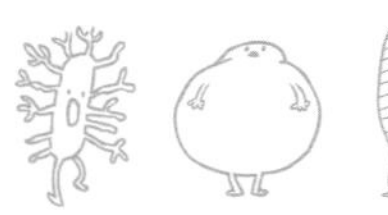

这些都是存在于人体中的不同细胞：

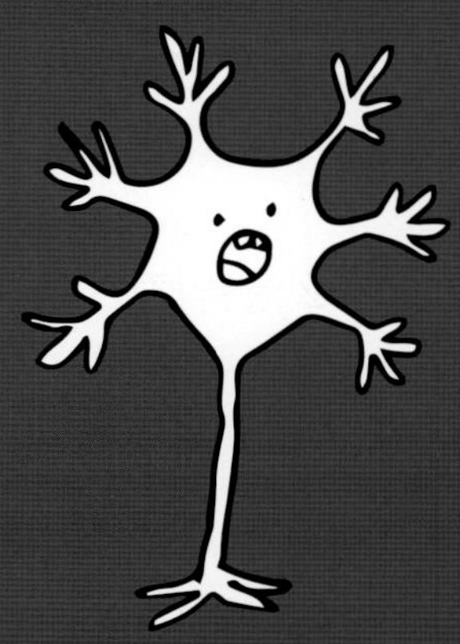

神经元，也就是神经细胞

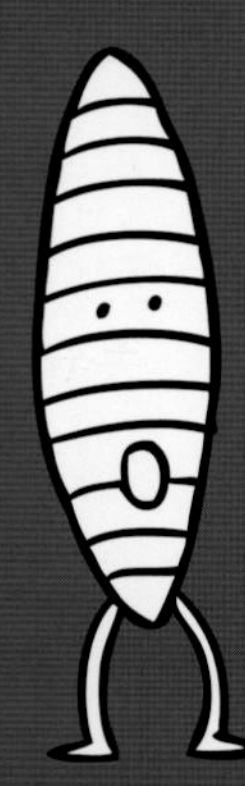

横纹肌细胞

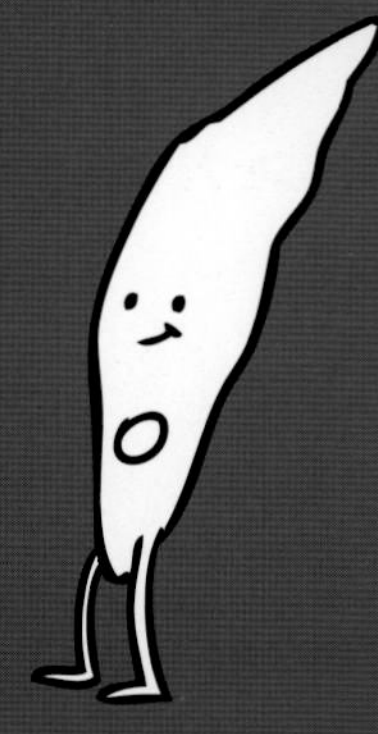

平滑肌细胞

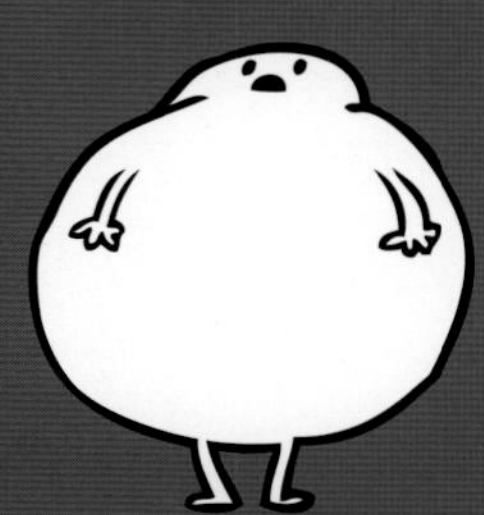

脂肪细胞

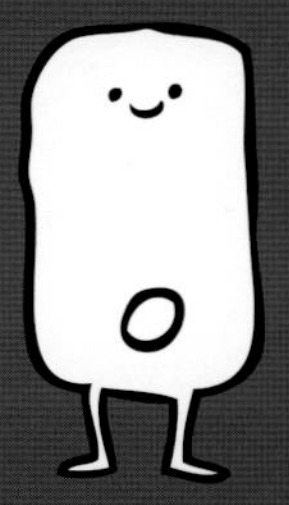

上皮细胞

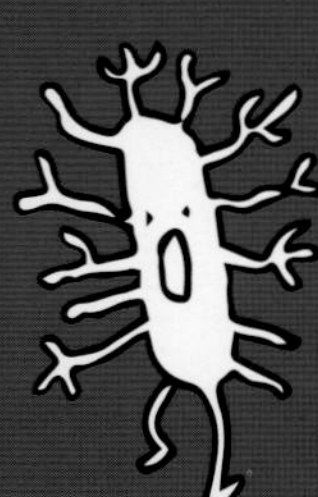

骨细胞

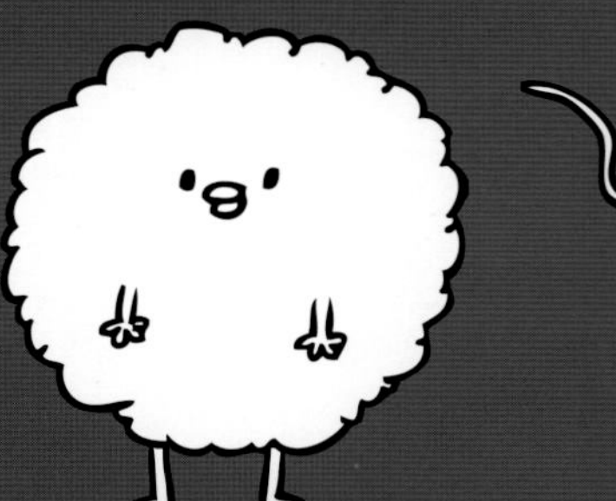

卵细胞（女性生殖细胞）和精子（男性生殖细胞）

不同种类的血细胞：

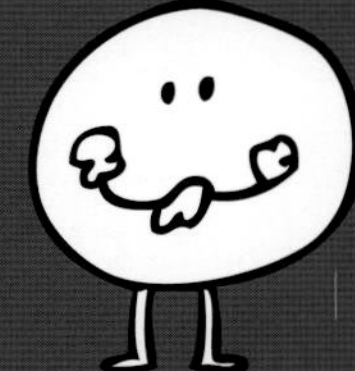

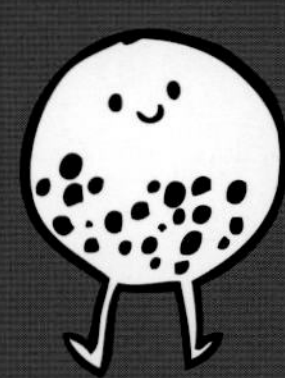

白细胞中的中性粒细胞和嗜碱性粒细胞

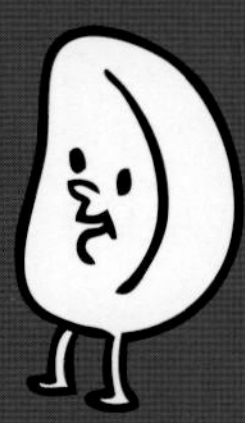

红细胞

什么是全能细胞?

在人体中，也存在着最初始的非特异性细胞，也就是人们所说的干细胞。可以很肯定地说，它们是全能细胞。这些细胞拥有非同寻常的天赋——它们可以转化为人体中任意一种类型的细胞。正是这些干细胞造就了所有的细胞——那些特异性细胞。由此可知，无论是皮肤、骨头、牙齿、肌肉、膀胱细胞，还是脑、眼、耳、口、心、肺、胃、肠、肾细胞，它们的母亲都是干细胞。干细胞创造出了人体内所有的器官。

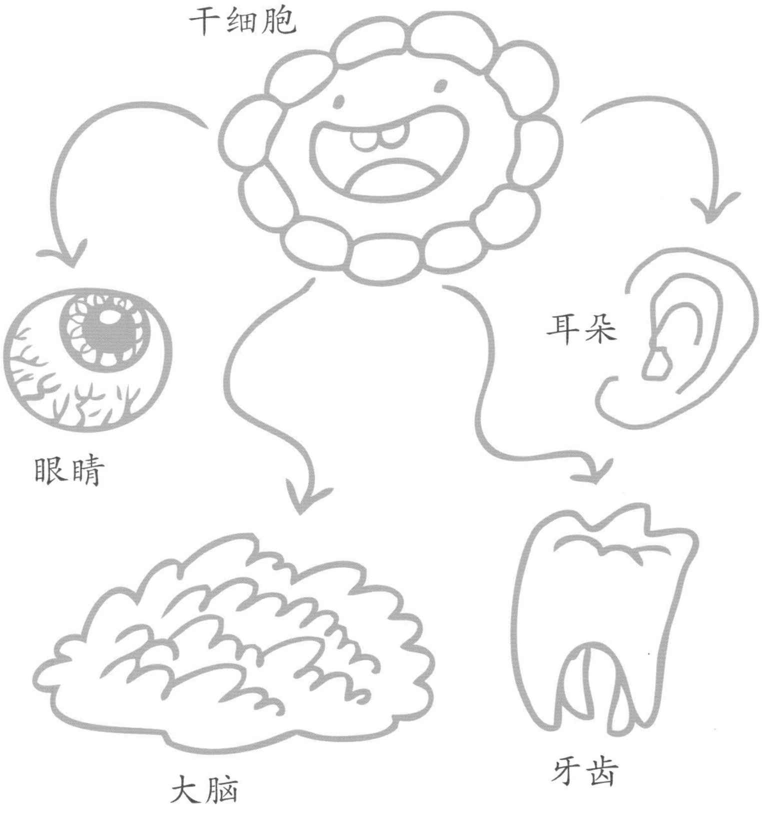

干细胞

耳朵

眼睛

大脑

牙齿

在哪里可以找到干细胞?

干细胞数量不多，但它们广泛存在于人体器官、血液和骨髓之中。脐带连接着母亲和未出世的孩子，而脐带血中干细胞的数量也是最多的。小宝宝出生后，他们的脐带血经常和被剪断的脐带一起丢弃，珍贵的脐带血也就这么浪费掉了。这也是为什么医生会如此在意脐带血的采集，他们希望母亲能同意在孩子出生后立即从脐带中采集脐带血。这样的操作既不会弄疼宝宝，也不会弄疼妈妈（脐带中没有神经细胞，因此不会感觉到疼）。脐带血中的干细胞可以用来治病。

干细胞治病，前景可期

医学界对干细胞寄予了很大的期望。人们正在找寻各种方法，希望能将它们转变为特定组织或器官的细胞。凭借这种方式，急需治疗的病人便能拥有“备件”，用来更换体内的问题器官。

有趣的事儿

干细胞可以帮助治疗70多种疾病，其中大部分是癌症。

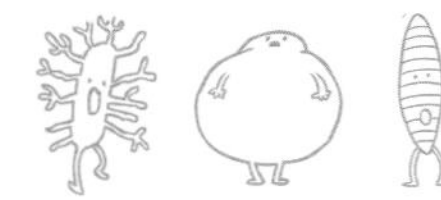

你比你的细胞年纪更大吗？

我是否有着始终如一的身体？

人体是不断变化着的——这点是肯定的。你肯定不止一次听过，很久不见的人对你说："你变了！你长大了！我走在街上都快认不出你了。"但是，身体、容貌的变化不仅仅出现在童年和青少年时期。其实，在人的一生中，身体的变化每时每刻都在发生，无论我们已经长大成人，还是步入暮年。容貌会变，体态会变，身体构造也会变。细胞不停地运转，新的来，老的去，这种新旧交替的速度极快。因此，一年前的、一周前的或是今天早晨的你都和此时此刻的你不尽相同。而今天的你又和明天的你不同，甚至一分钟之后的你也会是一个新的自己。

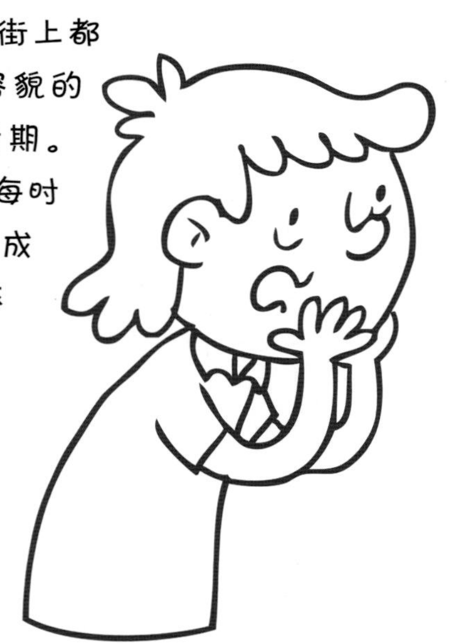

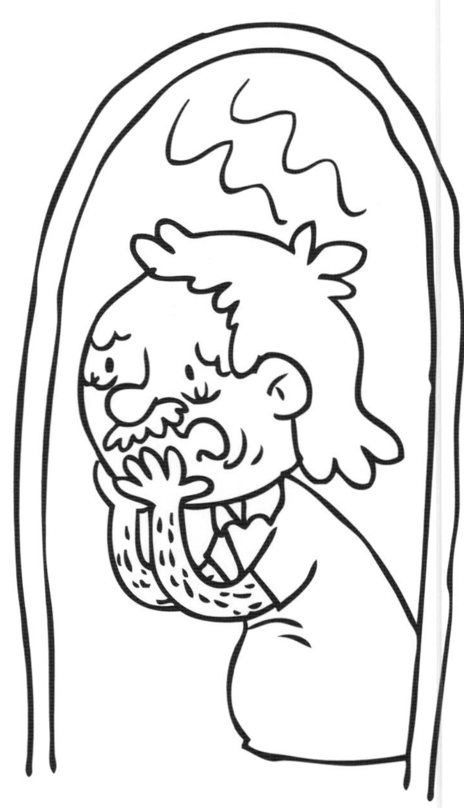

有趣的事儿

人体内瞬息万变。在你读完这句话之前，你的体内将有5万个细胞被新的细胞所替代。

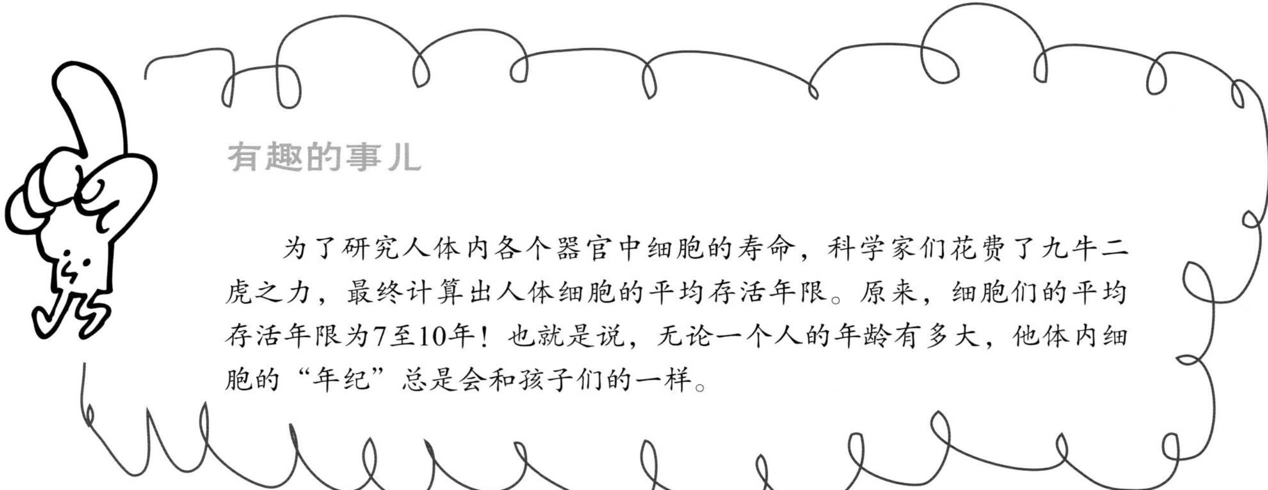

有趣的事儿

为了研究人体内各个器官中细胞的寿命，科学家们花费了九牛二虎之力，最终计算出人体细胞的平均存活年限。原来，细胞们的平均存活年限为7至10年！也就是说，无论一个人的年龄有多大，他体内细胞的“年纪”总是会和孩子们的一样。

这些指标意味着什么？

不仅仅头发变白或者长了皱纹，才意味着人的衰老。细胞的衰老过程很早就开始了。在我们还是小孩子的时候，细胞就会老化、死亡并被新的细胞替代。这个过程贯穿我们的一生。这也就意味着，我们体内几乎所有的细胞都比我们年轻得多！

“衰老”的宝宝

在我们出生之前，细胞的衰老就已经悄然开始！从在妈妈肚子里的第5个月起，我们的表皮细胞就开始老化。这没有什么好奇怪的，因为胎儿的表皮一直浸在妈妈的羊水之中，这也是为什么必须要有新的细胞来替代它们。

细胞可以存活多长时间？

不同细胞，寿命长短不一——有的仅存活几天，有的甚至能存活几十年。但不变的是，迟早会有年轻的细胞来替换掉它们。

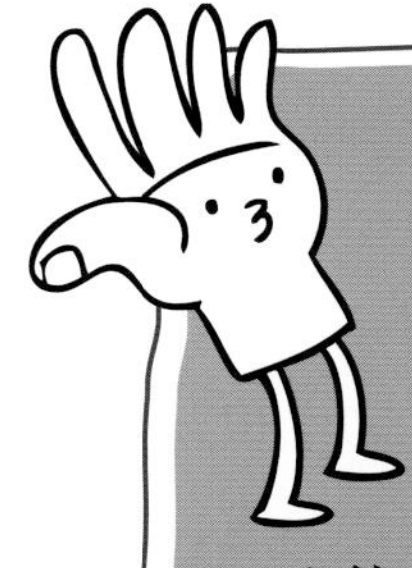

几个真相

- 人体细胞每天要替换大约3 300亿个，平均每秒钟产生的新细胞超过380万个。
- 表皮细胞每4周更新一次，老化的细胞则会脱落。这意味着，我们的表皮在一生中大概要更换1 000次！一年中脱落的表皮重750克，而一生中脱落的表皮重量甚至超过50千克。
- 味蕾细胞每10至14天更新一次。
- 肠道内部的细胞能存活1.5至5天。
- 白细胞每两周更新一次，而红细胞每4个月更新一次。

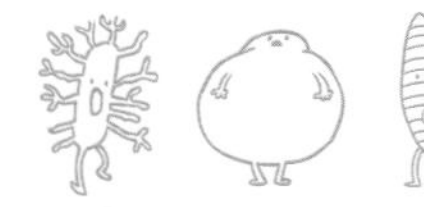

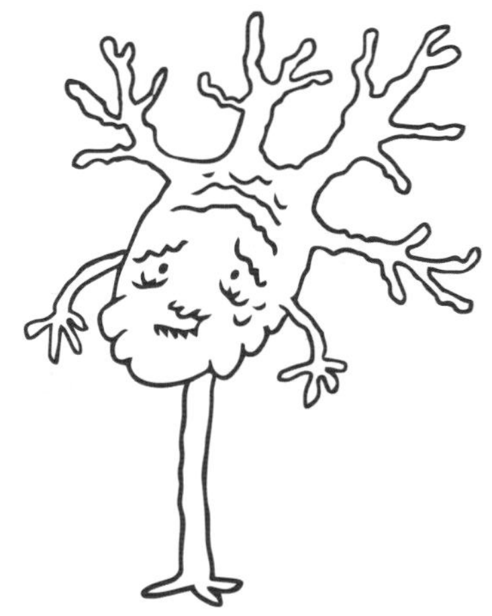

长寿的神经元

几种细胞的更新周期比较特殊。有些细胞的寿命和人的寿命一样长。大多数的神经细胞，也就是神经元，它们的寿命和它们主人的寿命差不多，长达几十年。长寿者体内的神经元甚至能存活一百年。在这些细胞内，储存着我们的记忆和学识，因此它们不能总被新细胞替换。大家肯定都知道，电脑硬盘中的旧信息被新信息覆盖后，即使我们不想造成原有数据的丢失，也是不可避免的。这就是人脑细胞不能更新换代的原因所在。人能活多久，脑子就能活多久。

晶状体的一生

眼睛里的晶状体细胞也不可再生——这类细胞一生仅有这么多！科学家们对于心肌细胞的更新持有不同的意见。心肌细胞是否会被新细胞替代，至今依然是一个无解的命题。

细胞的新陈代谢

你知道人体内不同器官的细胞更新周期有多长吗？

- **肝脏细胞：**5个月。这是肝脏细胞的平均存活时间。肝脏具有再生能力，也就是自我更新的能力。人们可以将一部分肝脏捐献给他人用于移植手术（甚至可以捐献超过一半的肝脏）。术后几个月内，捐献者体内留存下来的肝脏就能恢复如初。
- **肺细胞：**2至3周。肺细胞的更新速度极快。
- **骨骼细胞：**8至10年。骨细胞的更新速度较慢，但所有骨细胞都将在几年之内更新一次。
- **皮肤细胞：**2至4周。皮肤细胞的更新速度也很快，所以构成皮肤的总是那些年轻的细胞。但是，随着年龄的增长，人们的皮肤上会逐渐爬满皱纹。这是因为随着时间的推移，支撑起皮肤的特殊纤维组织会不断老化，皮肤也因此逐渐松弛、失去弹性。
- **头发细胞：**3至6年。在这几年里，头发中的所有细胞都在更新。我们每天会掉80至100根头发——它们是自动脱落的，无须我们亲手将它们从脑袋上拔下来——但是也不用担心因此会变成秃头。因为短时间内，新的头发便会从已脱落头发的毛囊中长出来。只有掉落的头发多于新长出来的头发，才能说是有脱发的毛病。

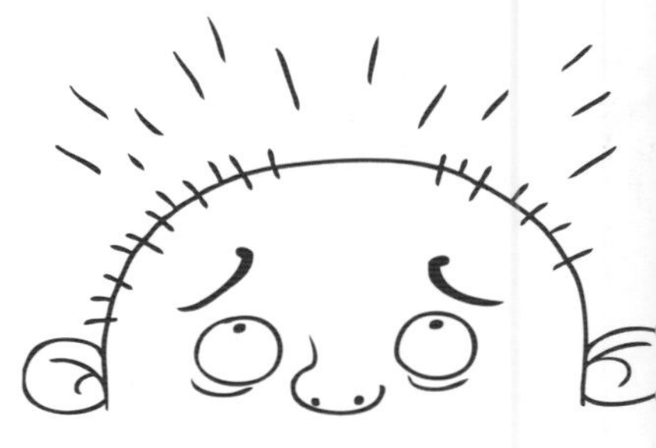

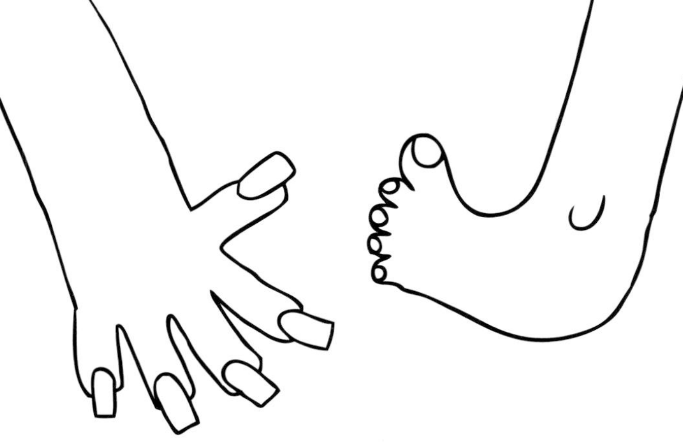

手指甲细胞：3个月。细胞从指甲的底部生长到指甲的边缘，再到被我们剪掉，确实需要花费这么多的时间。但并非所有指甲的生长速度都是相同的。对于右撇子而言，他右手中指指甲长得最快。对于左撇子而言，就是左手中指指甲长得最快。生长速度最慢的则是小拇指的指甲。

脚指甲细胞：10至12个月。脚指甲的生长速度比手指甲慢得多，所以我们可以不那么频繁地剪它们。

为什么我们会死去？

我们的细胞如此频繁地更新，几年就会完全更换一次。此时，大家的小脑袋里一定会浮现一个问题：为什么我们不能长生不老？细胞能够不断更新，所以看起来应该可以保证身体的良好机能。但实际上，老年人的身体并不像年轻人那般活力满满。即使没有患上任何严重的疾病，他们最终也会因为“衰老”而死去。

这是因为在衰老的身体中，新细胞即使已经替换掉旧细胞，也依旧无法正常完成工作。随着时间的推移，细胞的形态、结构和功能发生着变化，频繁出现故障，直到最后所有细胞都停止了工作，死亡也就到来了。

玩味一下

细胞的分裂期只有一段时间

有这样一种理论，认为我们的每一个细胞的分裂次数都是预先设定好的。所以，细胞们只会按照事先编好的程序来分裂出更年轻的副本。当细胞的最后一代副本死去，细胞就停止了工作，我们也就步入了死亡。这种预先设定的程序性死亡（也就是有计划的自杀行动）在科学界被称为“细胞凋亡”。

受损修复效率越来越低

还有一种理论认为，通过进食、呼吸和皮肤的吸收作用，我们身体中摄入了各种有害物质，而衰老正是这些有害物质缓慢侵蚀人体的结果。这些毒性物质会干扰人体细胞活动，造成各种损伤。但是，我们的身体也配备了受损修复机制。年轻人体内的修复过程进展顺利。人越老，修复过程中发生的错误就越多，不可修复的损伤因此越来越多，这最终导致了机体的死亡。

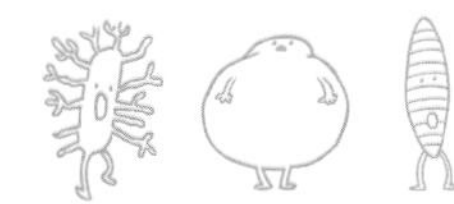

身体是诚实的

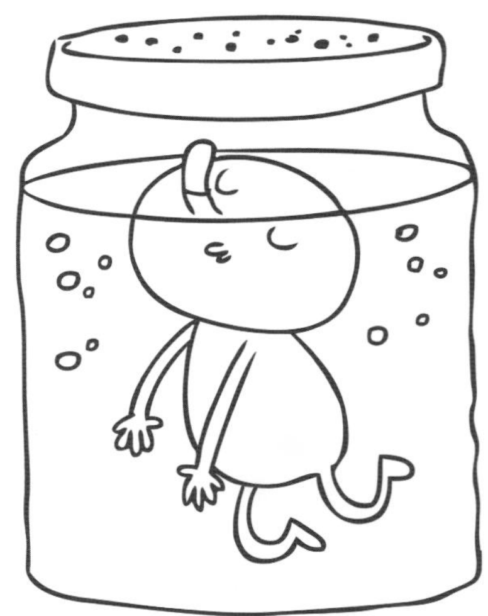

在大脑不接受外界任何信号和信息的情况下，我们能忍受多久？

我们看起来能忍受很长一段时间，因为我们经常梦想着能够拥有“一方清净”。但事实证明，一个人很难忍受完全没有外界刺激的情况。我们的大脑每天都很忙碌：对信息进行接收、过滤、评估、分类、记忆。它时刻处理着我们看到的、听到的、感受到的、认识到的所有东西。

有过这样一个实验：勇气可嘉的受试者被关进一个充满水的仓体中，水温与人体的温度相同，周围一片黑暗，没有声音，也没有其他味道。在如此理想的安静空间里，忍耐时间最长的人也只坚持了3个小时！

有趣的事儿

大脑永远都不会休息！真的！它甚至连休息是什么都不知道。如果剥夺了它获取信息的权利，无所事事的大脑将感到震惊。几小时后，人们就会出现类似精神错乱一般的幻觉。

我们体内最坚硬的东西是什么？

反正肯定不是骨头！人体中最坚硬的组织，是覆盖在牙齿上的牙釉质。同时，牙釉质也是一种不可再生的人体组织。也就是说，它不具备修复能力——一旦遭到破坏，就没有机会修复它了。

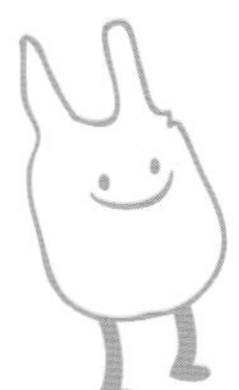

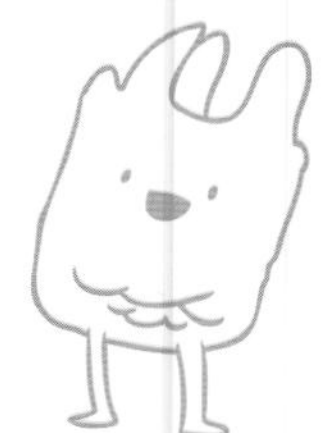

有趣的事儿

尽管牙釉质的硬度很高，但它也不能防止由细菌侵蚀引起的蛀牙。所以，为了除掉这些细菌，我们每天至少要刷两次牙，这样才不会给细菌创造破坏牙釉质的条件，我们的牙齿才能依旧健健康康。

看不见的房客

你是不是觉得，在你的身体里只有你自己的细胞？你想错啦！其实，你的身体也是很多单细胞和微型生物体，即细菌生活的地方。在你的身体表面和身体内部，都有它们生活的痕迹。它们的数量也比你想象的要多。你不必对它们有什么担心。

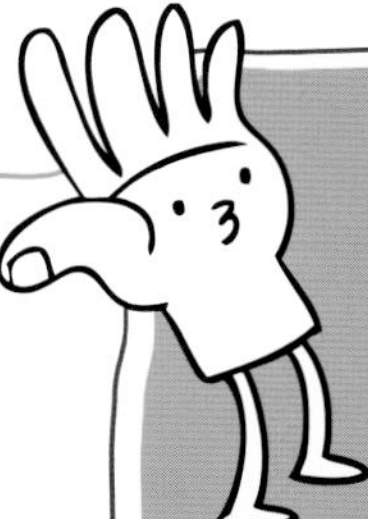

几个真相

- 在人体内部和皮肤表面，生活着比人体细胞总数还多10倍的细菌。这就意味着，驻扎在我们身体内外的细菌军团，大概有500 000 000 000 000（500万亿）这么多！
- 大多数细菌对人体十分友善。它们帮助我们消化食物、合成维生素、保护我们免受其他细菌——那些会让我们生病的危险细菌的侵害。
- 皮肤上生活着许多细菌——每平方厘米内就居住着1 000万个微型居民。
- 人体内外所有细菌的总重量达到2至4千克！但把它们从“减肥治疗”中移除显然是件不值当的事情。如果将它们全部清除，病原体就会马上占领它们的位置，这时候麻烦就来了！我们立马就会生病。

益生菌——我们的朋友

对我们十分友好、能为我们做许多有益之事的细菌，被称作益生菌。它们在保护人体抵御致病菌方面起着非常重要的作用。益生菌增强了人体细胞的战斗力，激励着它们冲锋陷阵，与病菌英勇战斗。

益生菌存在于我们的食物之中——酸奶、酪乳、乳酸菌发酵饮品、酸菜和腌黄瓜中都有它们的身影。

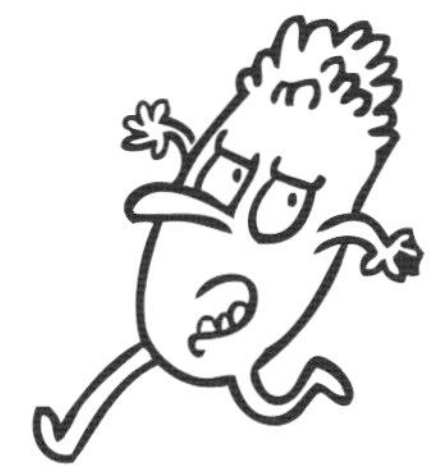
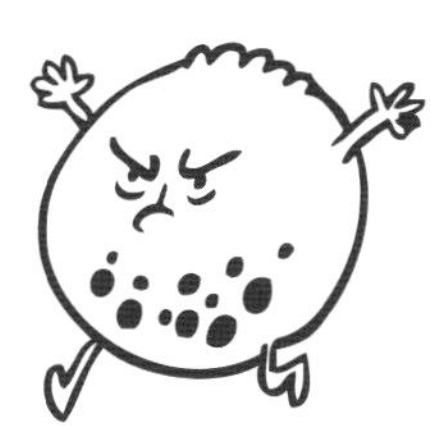
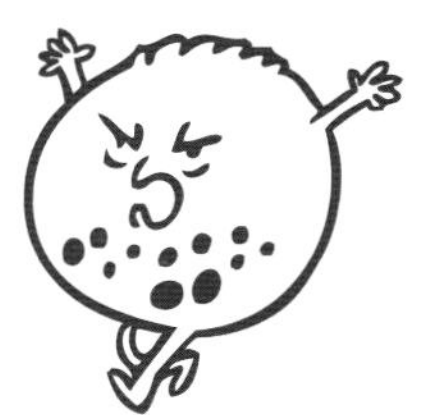

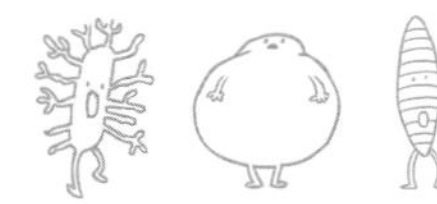

由水、碳、铁组成的人体

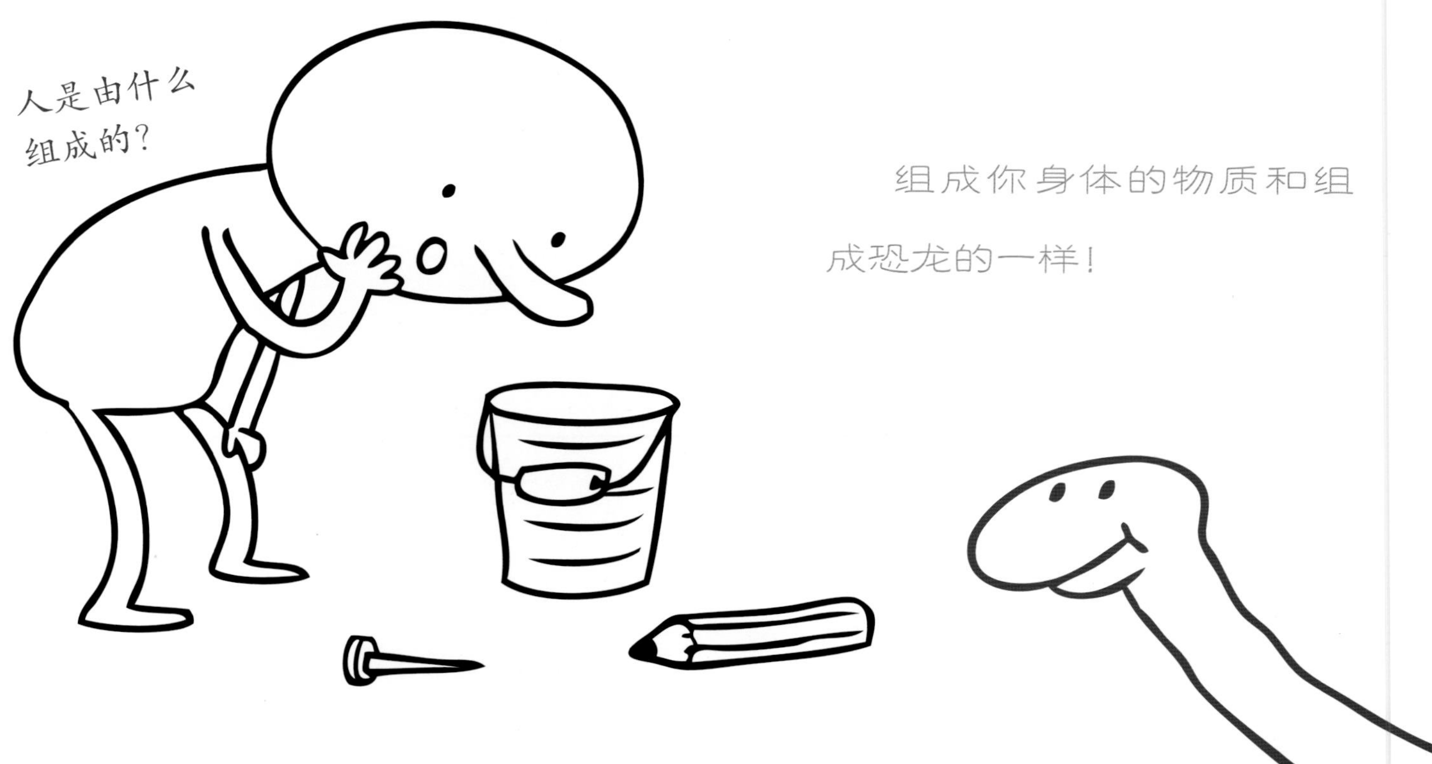

组成你身体的物质和组成恐龙的一样！

- 身体大多由……由水组成！成年人身体中的水分能装满三四个水桶。
- 人体内的碳元素足够制造900只铅笔。
- 人体里所含的铁元素可以制成一根不大的钉子。铁元素存在于400万至500万个红细胞中，对于氧气的输送来说，它们不可缺少。
- 构成人体98%的细胞将在一年时间内被替换。
- 遗体火化后，骨灰大概有4千克至4.5千克重。

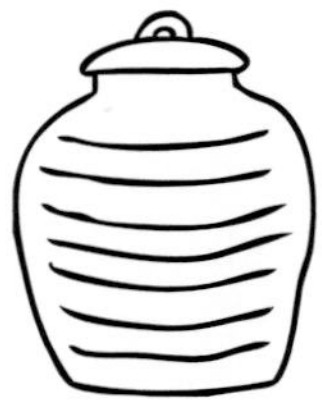

如果脑子进水，脑子就会出问题吗？

波兰人有句俗语“给某人倒一杯脑子里的水”，意思是欺骗某人，故意误导某人。想出这句话的人可能自己都没有意识到，我们大脑中的很大一部分确实是由水构成的。大脑重约1.3千克，其中有1千克都是水分。

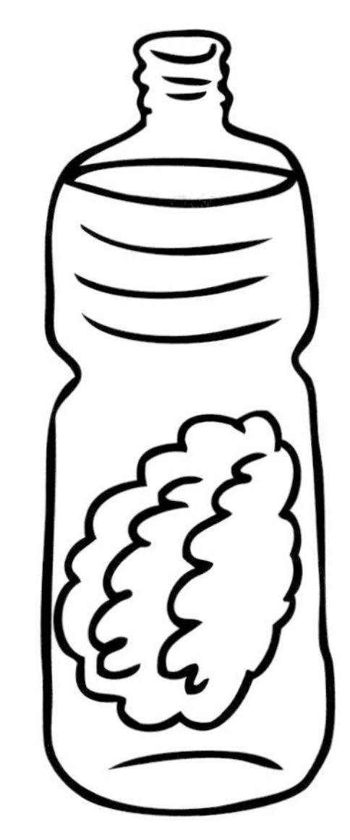

水是大脑的必需品。思考确实需要充分“补水”！

我们的亲戚——恐龙

你有没有思考过这样一个问题：组成身体的物质是从哪里来的？其实，这些物质就来自千万年前的地球。生命体出现，吸取养分，成长、繁殖，最后死亡。它们的子孙后代也这样重复着祖先的“故事”。

组成最古老人类、动物和植物的元素，正是你身体里的碳、磷、钙、铁等元素。我们每个人的身体里，有着组成几亿年前恐龙身体的相同元素！

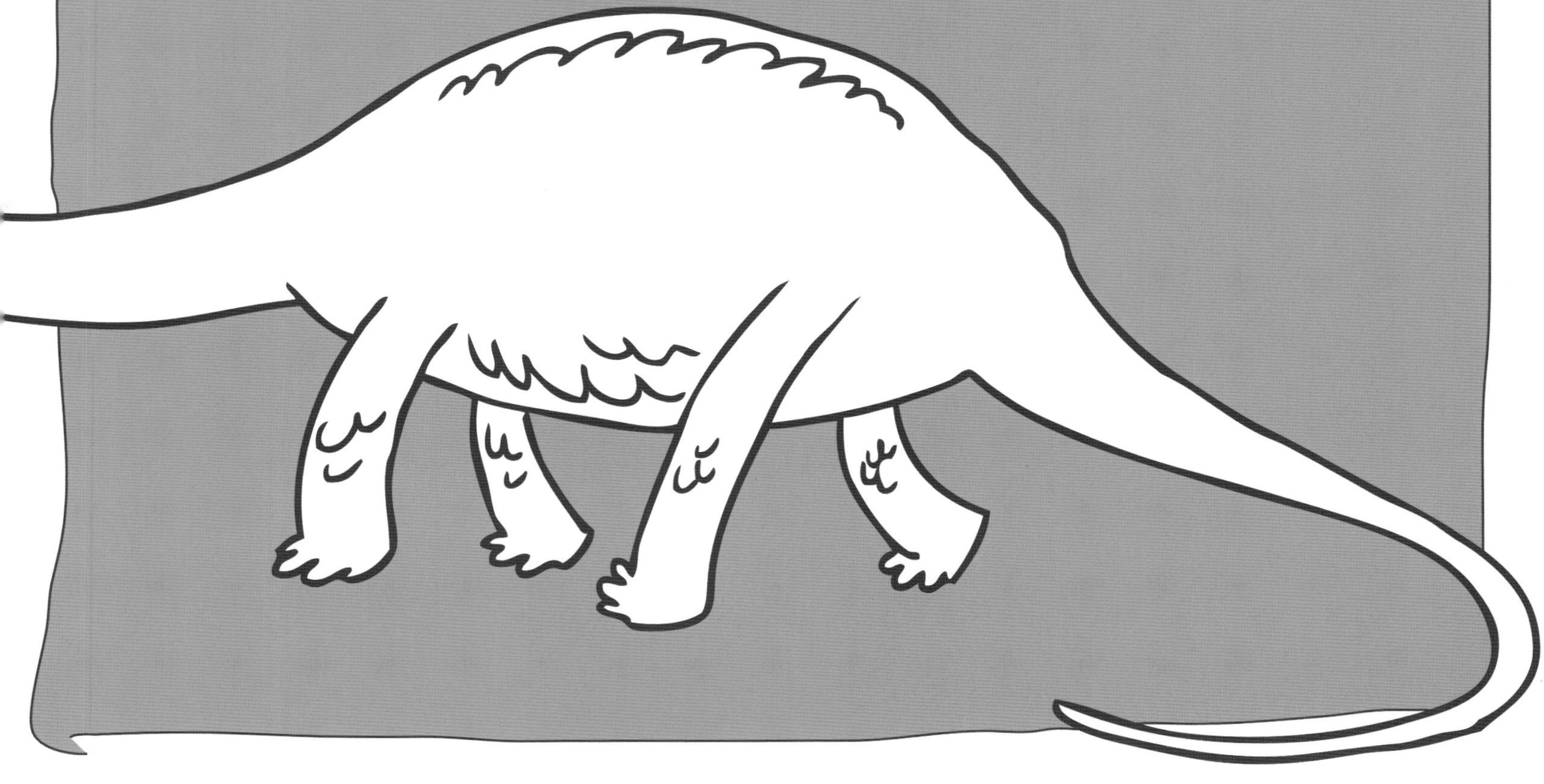

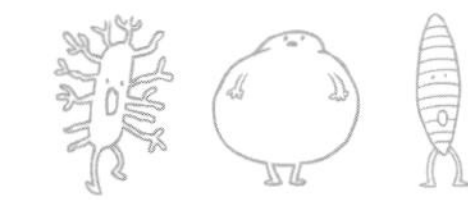

关于体重

身体里的东西到底有多重?

我们看到的体重计上的数字，不仅仅代表着体内骨骼、肌肉和脂肪的重量。人体由多个系统构成，每个系统又由多个器官构成。科学家们对这些器官进行了称重、测量，并作出了精准的描述。现在，让我们来看看皮肤下的一切……

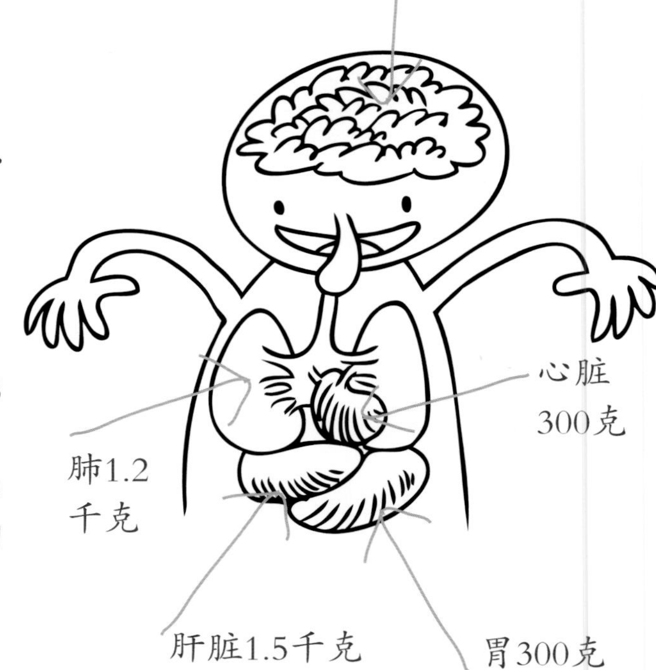

皮肤

皮肤的重量有三四千克，虽然它的厚度只有两三毫米。对于一个体脂率正常的成年人来说，他的皮肤和皮下脂肪的总重量大约是20千克。

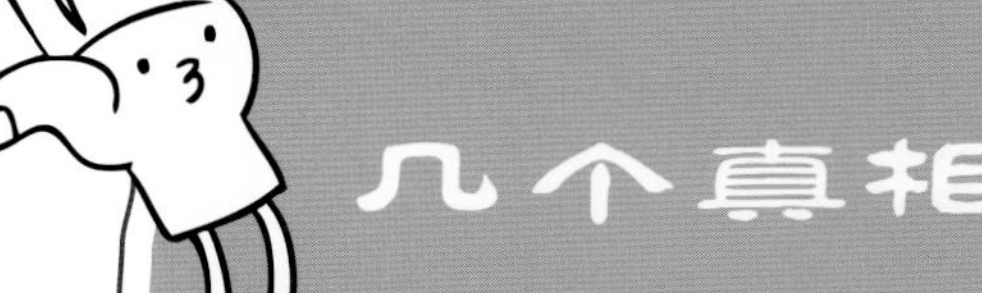

几个真相

- 皮肤是人体最大的器官。
- 如果想知道一个人的皮肤有多重，用他的体重除以16就可以算出来了。
- 水平展开的皮肤面积大约有两平方米，和一张床单差不多大。

橡胶一般的皮肤

我们的皮肤弹性十足——如果把皮肤看成一张床单，抓住边缘并拉伸，它的面积可以在不被撕破的情况下延展到18平方米！就像一个大房间那么大。多亏了皮肤强大的延展性，一旦变胖，皮肤也能完美地贴合身体。即便减肥，皮肤也不会过于松弛。

肌肉

成年女性的肌肉重约20千克，成年男性的肌肉重约30千克。

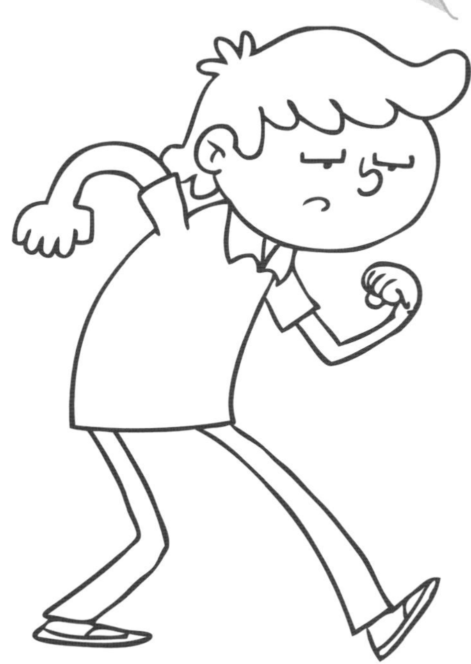

肱二头肌的锻炼

肌肉的重量几乎占到了体重的一半。对于积极进行体育锻炼的普通人来说，这是事实。然而，如果是健身房里的健身达人，他们的肌肉就要重得多了。肌肉有一种特性：如果你频繁地使用它，那么它的体积和重量就会增加。骨骼肌，也就是附着在骨骼上的肌肉，就有这样的特性。我们让它收缩，它便会收缩，这完全取决于我们的想法。这就是为什么我们可以走路、跑步、弯腰，随心所欲地作出动作。

哪些肌肉的运动是在我们毫不知情的情况下发生的？

我们身体里还有一些肌肉，附着在不同器官的内壁上。例如胃、肠、血管和支气管。这些肌肉的收缩和放松较为缓慢，而这些我们却毫不知情。

心脏由另一种类型的肌肉构成。心肌具有一种独特技能——自动收缩。如果将心脏从身体中取出，放入特制液体中，它还能继续跳动。

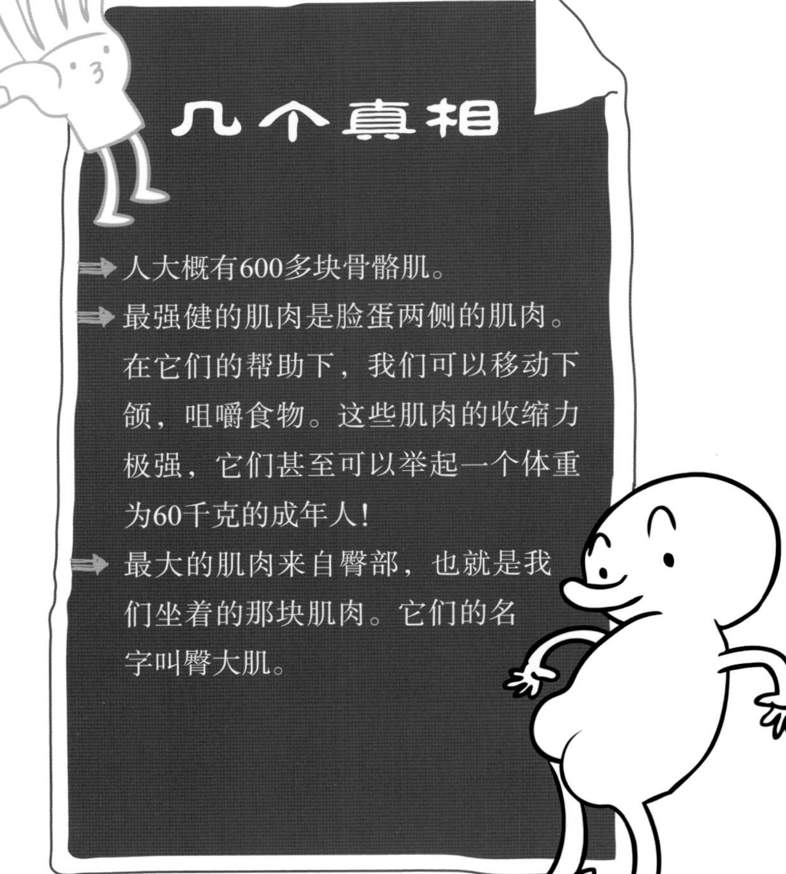

几个真相

- 人大概有600多块骨骼肌。
- 最强健的肌肉是脸蛋两侧的肌肉。在它们的帮助下，我们可以移动下颌，咀嚼食物。这些肌肉的收缩力极强，它们甚至可以举起一个体重为60千克的成年人！
- 最大的肌肉来自臀部，也就是我们坐着的那块肌肉。它们的名字叫臀大肌。

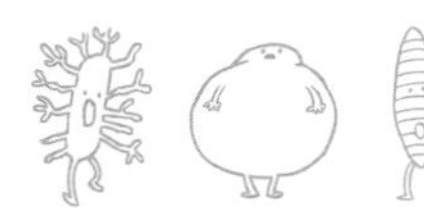

骨头

成年女性全身的骨骼重约9千克，成年男性的重约12千克。

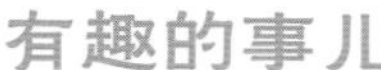

有趣的事儿

新生儿大概有270根骨头。但当他们长大后，骨头数量就会变少。成年人体内只有206根骨头。

270根骨头

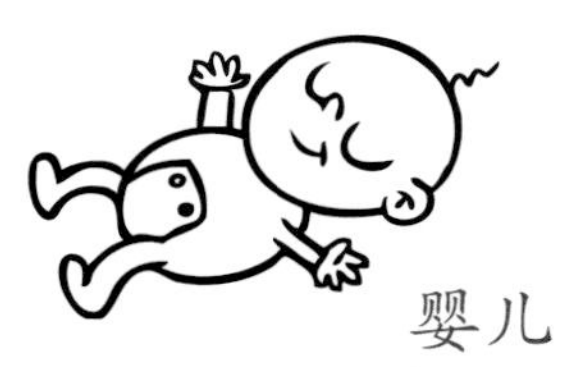

婴儿

206根骨头

成年人

玩味一下

消失的骨头

婴儿的骨头数量为什么多？因为他们身上的很多骨头都是软骨。他们一天天长大，软骨也逐渐变硬，最终成为骨头。这个过程被称为骨化。

在婴儿长大成人的过程中，他们的有些骨头会渐渐地融合在一起，好几块骨头变成了一块，最终导致成年后的骨头数量变少。

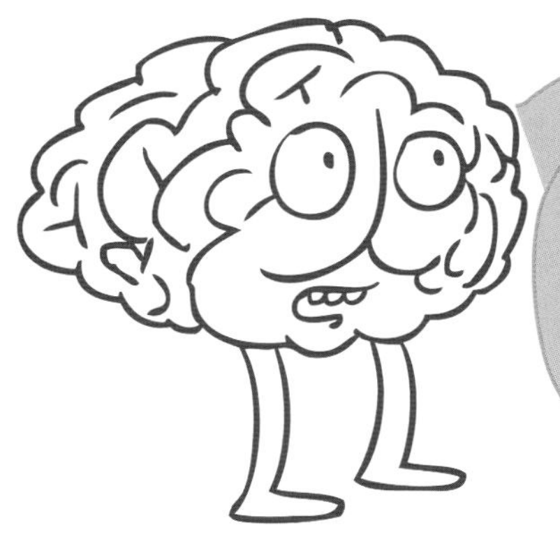

颅骨下的“超级计算机”

大脑由左右两个半球构成，样子像剥了壳的核桃。大脑皮层是大脑的一部分，上面有许多褶皱。如果把大脑皮层上所有的褶皱拉直抚平，总面积将超过两平方米，比全身皮肤的面积还要大。

IQ是什么？

IQ是英文Intelligence Quotient的缩写，意思为智商。它基于一种测试成绩，最终用数值表示一个人到底有多聪明。被测试的人需要在规定时间内完成一定数量的测试题目。以这个为基础，再加上年龄因素，最终计算出他的智商。100是人的平均智商。高智商人群的得分在133至148之间。

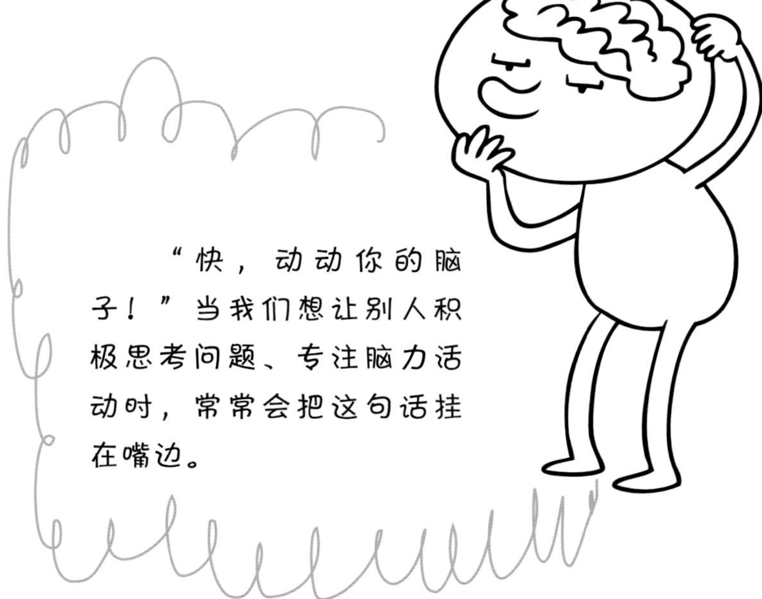

几个真相

- 人的大脑由100 000 000 000（1 000亿）个细胞组成。这个数字是目前地球上人口总数的15倍。
- 每个脑细胞可以和其他脑细胞之间建立起1万至2.5万个连接。
- 脑细胞之间如此密集地连接，创造了这个令人惊叹的网络。我们颅骨下的“超级计算机”也因此具备了强大的功能。

什么是“灰色脑细胞”？

脑细胞有颜色吗？尽管它不像颜料盘那样色彩斑斓，但科学家们还是在大脑中区分出了“白质”与“灰质”，其中灰质通常被称为灰色脑细胞。学习和思考中最复杂的过程就在这里发生。所以，大家都认为灰质是人类智慧的栖息地。

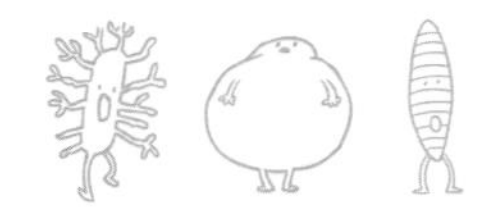

血液

血液的重量约有五六千克。

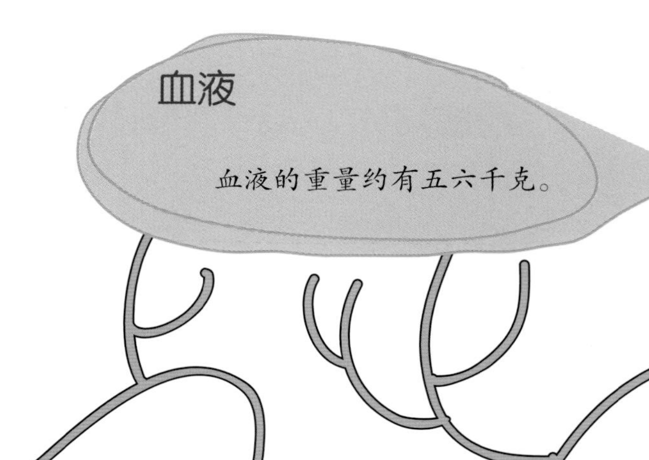

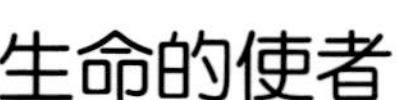

生命的使者

血液对于生命来说至关重要，它们通过一套复杂的“装置”在体内循环。这套“装置”便是血管系统，它由不同直径的血管彼此连接而成。我们体内有三种类型的血管：动脉、静脉和纤细的毛细血管。血液就是流动在血管中的红色快递员，负责把食物中的养分和氧气输送给全身的每一个细胞。

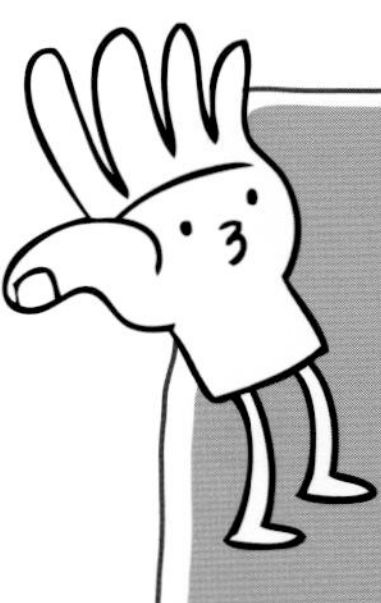

几个真相

- 人体内血管网络的总长度约有15万公里！
- 如果把人体内所有的血管拼接成一根，它几乎可以绕地球4圈！
- 当一个人失去了一半的血液（例如受伤），他就会死亡。

当我们说“士兵誓死捍卫祖国，直到流尽最后一滴鲜血”的时候，想表达的意思是，士兵们会战斗到鲜血流尽的最后一刻。但这种说法与事实不符，现实中的死亡会来得更快——失去一半血液后，人就会死亡。

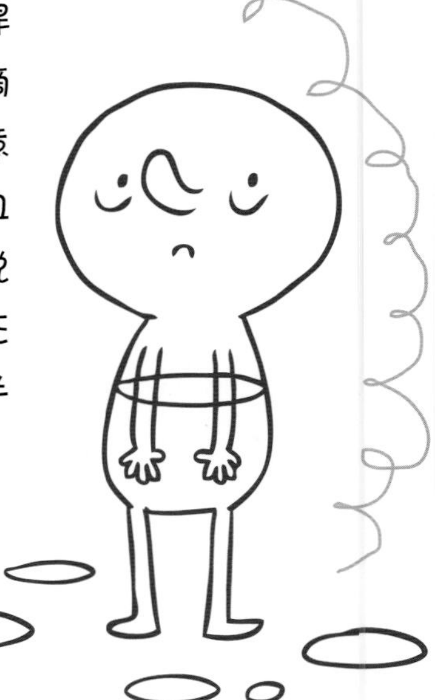

肺

相比于它的体积，肺的重量可以说是很轻了。虽然它几乎占满了人的整个胸腔，但也只有1.2千克的重量。

有趣的事儿

成年人的肺容量为5至6升，但正常呼吸不需要肺部彻底换气。也就是说，我们并不会在平常呼吸的时候把肺里所有的空气都更新一遍。

正常吸气一次的容量只有半升。但当深呼吸时，我们可以继续吸入肺部2.5升的空气。

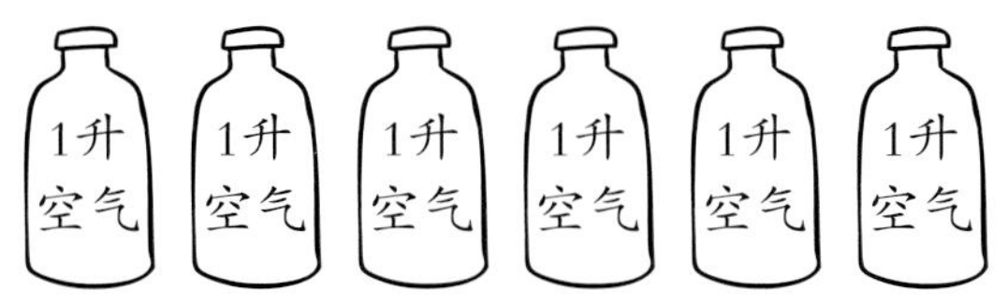

肺泡

肺由300万至500万个肺泡组成，结构像海绵一样，因此非常轻。当我们呼吸的时候，肺泡里就会充满空气。所有肺泡的面积加在一起达到了100平方米——有一个大房子那么大。

孜孜不倦的“泵”

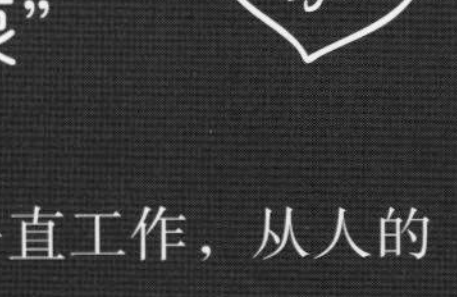

心脏会不眠不休地一直工作，从人的出生到死亡，它没有丝毫的懈怠。一天下来，心脏要收缩10万次。它一分钟内泵出的血液量就有全身的血液加起来那么多。

- 7 000升血液——这是心脏每天泵出的血液量，足够装满一辆大油罐车。
- 23秒——这是血液在身体中循环一次所需的时间。血液从心脏泵出，流经全身，再回到心脏。
- 4至5倍——在我们运动或者紧张的时候，心脏会处于高负荷工作的状态，泵出比平时多4至5倍的血液量。

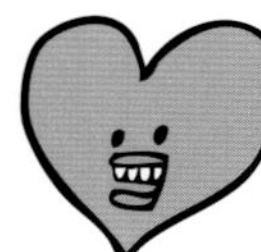

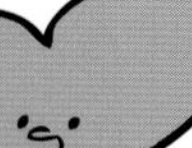

心脏

心脏的重量只有300克，和它主人的拳头一般大小。

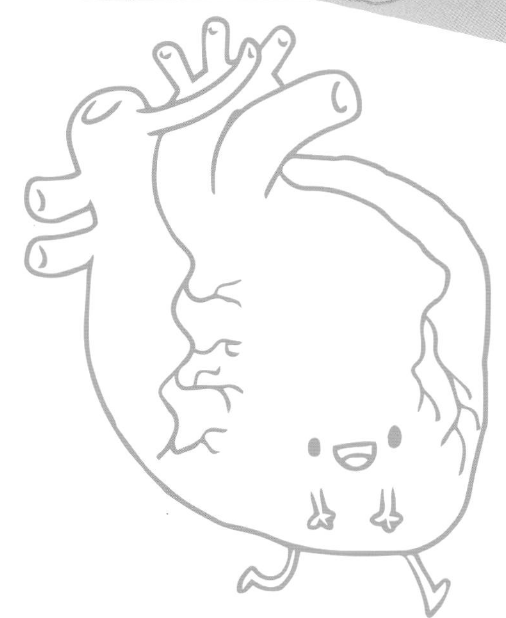

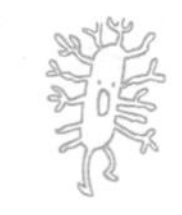
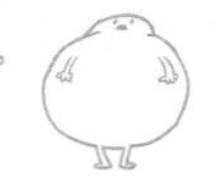

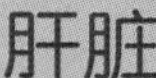

肝脏

这个器官的重量为1.5千克。

胃

空着的时候，胃的重量和心脏差不多，大约300克。

远不止一个收集器那么简单

胃是一个有弹性的袋子，容量为1至3升。我们吃下、喝下的所有东西都会去到那里。当我们暴饮暴食的时候，它能撑得很大。胃不仅是食物的收集器，还是天然的搅拌器。由于胃壁的收缩和放松，胃里的饭菜将在几个小时内与消化液混合，变成糊糊，然后被消化，分解为身体可以吸收利用的简单成分。

器官中的全能选手

勤恳工作的肝脏是个十分重要的器官。它是机体中的一座联合工厂，具有大约500种不同的功能。其主要功能有：

- 吸收并处理进入人体以及人体自身形成的毒物。
- 合成胆汁。没有胆汁我们无法消化脂肪。
- 维持血糖。
- 储存血液、维生素和铁元素。
- 在人受伤时产生凝血物质。
- 与病原体战斗。

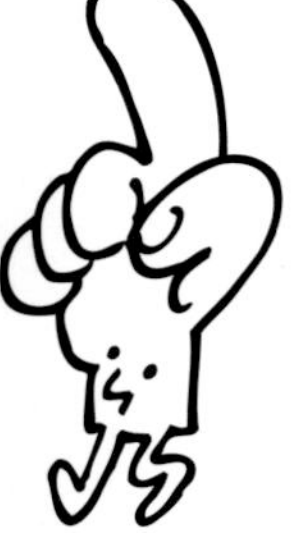

有趣的事儿

胃会产生一种能够杀死有害细菌的强酸。细菌有时会在食物上，有时……也会在我们用来吃东西的脏手上！为什么这种酸不会腐蚀胃壁里的细胞呢？因为胃会自己分泌一层厚厚的黏液，用来防止胃酸对胃壁的侵害。

遗传的秘密

细胞分裂的速度快到我们难以想象。每个细胞都清楚自己的身份，就像心肌细胞知道自己并非眼细胞，神经细胞明白自己不是舌头细胞，骨细胞也深知自己和胃细胞的不同之处。

新生儿发育的起点，是卵子和精子结合而成的一个细胞，虽然这个母细胞和新生儿看起来并没有半毛钱关系！

为什么妈妈的肚子里怀着的总会是人类的幼崽，而不是小猫小狗呢？第一个细胞是从哪里知道自己要变成人类的？

孩子总是和爸爸妈妈、爷爷奶奶、外公外婆长得很像。同卵双胞胎像两滴水一般看不出区别。某种加密过的程序神秘地控制着生物体的发育：成长、学习、成熟、衰老，其间的每一个重要时刻都会按时发生。

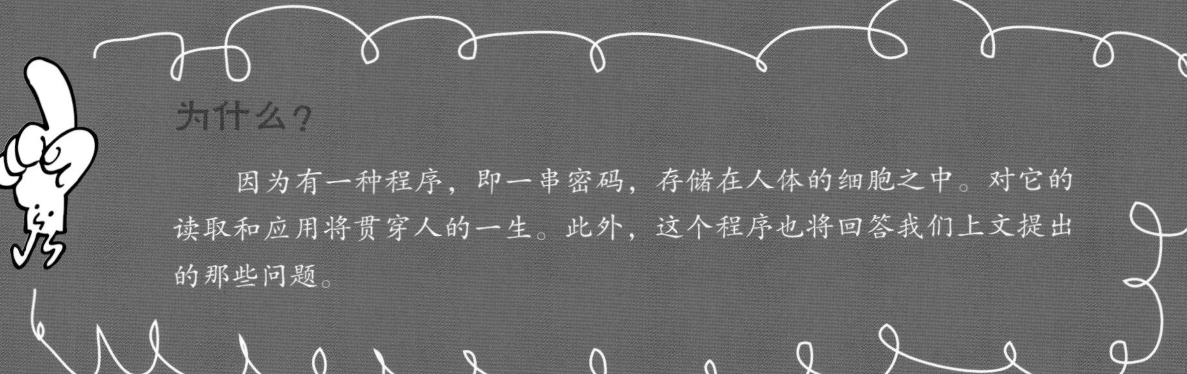

为什么？

因为有一种程序，即一串密码，存储在人体的细胞之中。对它的读取和应用将贯穿人的一生。此外，这个程序也将回答我们上文提出的那些问题。

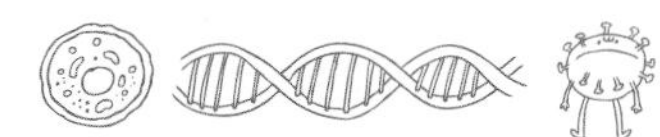

为什么你会长得像爸爸妈妈？

基因是什么？

每个人身体中的每一个细胞里都有基因。基因就是一个密码库（也可以说是一种程序）。有了它的帮助，机体里的遗传信息可以存储下来。我们常说，基因上携带着加密的信息。

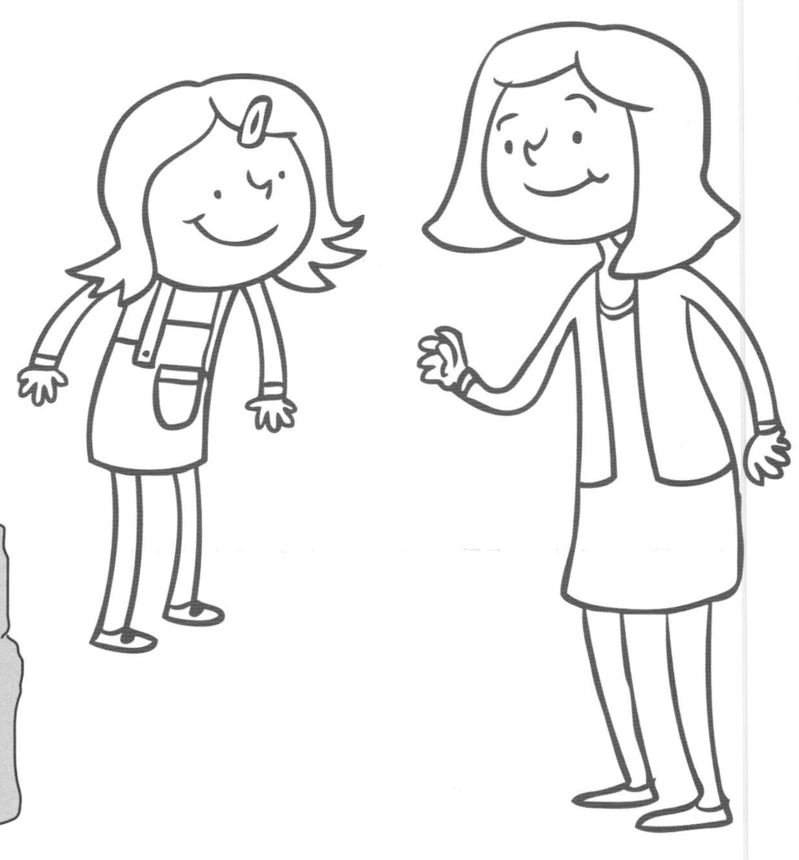

基因有什么用处？

如果细胞没有基因，它就无法分裂出新的细胞，也没法完成自己的任务。

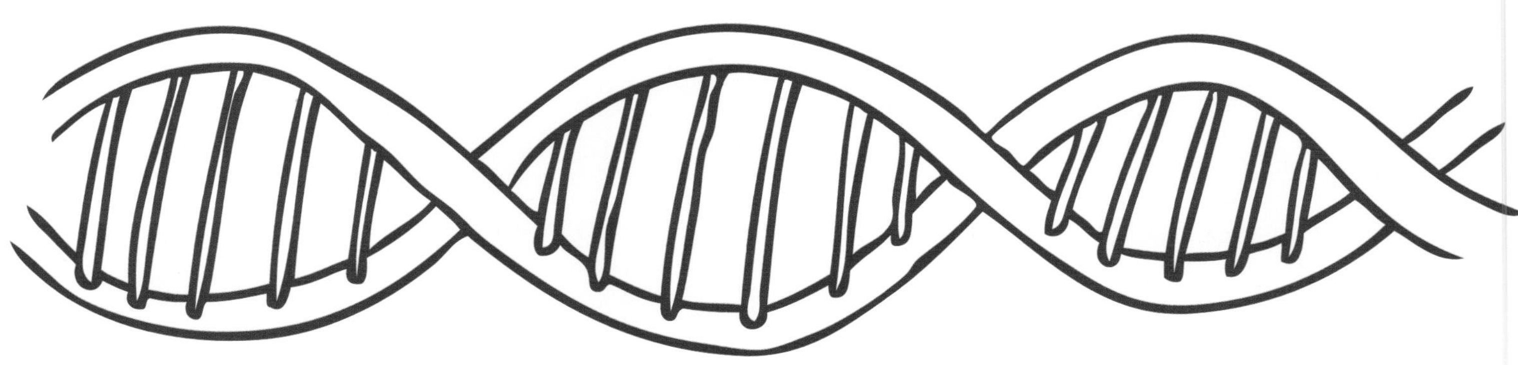

基因

加密的生命程序

独一无二的基因决定着一个人的长相：眼睛什么颜色？头发又是什么颜色？卷发还是直发？头发茂密还是稀疏？鼻子和耳朵什么形状？手和脚有着怎样的大小？身体虚弱还是强壮？基因决定的东西远不止这些。

基因中还储存着比外貌更重要的信息。儿童发育的整个过程都记录在了基因之中：在孩子不断长大、逐渐成熟的过程中，身体会出现哪些变化？最终能长多高？容易得哪些疾病？是否长寿？基因在很大程度上决定着一个人是雷厉风行、口快心直还是慢条斯理、不愠不火，决定着一个人是聪明还是愚笨，也决定着一个人拥有什么样的能力和天赋。

遗传是什么意思？

我们会说：“这个孩子的爸爸是位著名的音乐家，他从他爸爸那儿继承了音乐天赋。”我们也可能会说：“这个家里的所有人都有过敏症，他们的基因里就携带着疾病。”遗传就是祖辈们将信息加密，存储在基因中，最后传递给他们的孩子。你的孩子会跟你长得很像！但是，到目前为止，仍然有一个谜团尚未解开，那就是你具体会把哪些特征遗传给孩子。

遗传学——严肃的科学

遗传学是研究和解释遗传现象的学科。一百年前，人们还不太清楚遗传是如何发生的，对遗传的概念也知之甚少，这在我们看来是难以想象的。而今天的我们，从小就听说了关于基因的若干知识，已经对它有了很多的了解：比如基因的结构和它的表达过程。然而，在我们的脑海中仍有许多问题等待着进一步的解答。

有其父必有其子。

遗传学诞生之前的俗语

这些关于遗传现象的俗语在很多年前就出现了。那时候的人们对遗传学还一无所知，但他们也注意到了孩子会和父母长得很像。不过，这些俗语里说的儿子像爸爸、女儿像妈妈之类的话，也不是完全准确的。

有其母必有其女。

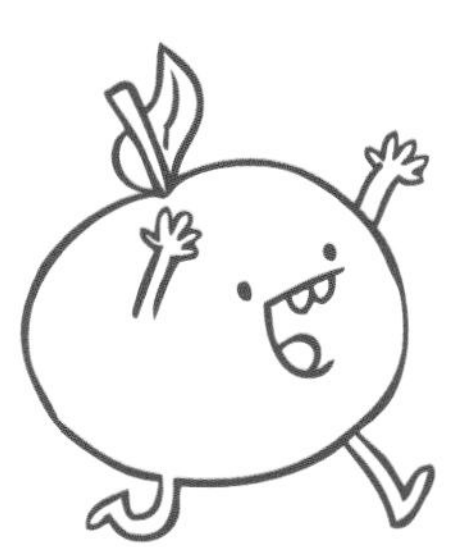

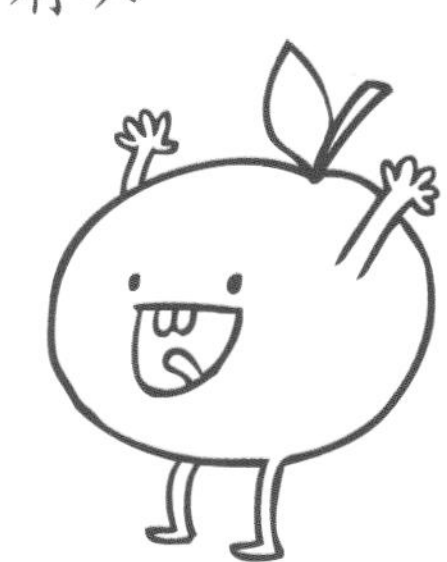

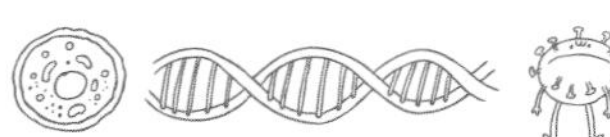

为什么孩子和父母长得很像?

遗传是如何完成的?人的生命起源于两个细胞的结合——从妈妈那儿来的卵子和从爸爸那儿来的精子。它们分别携带着爸爸妈妈体内的一组基因。当精子和卵子结合后，基因就被父母传递给了孩子。这就是为什么孩子既有点像妈妈，又有点像爸爸。爸爸妈妈当初也用了同样的方法获得了爷爷奶奶(外公外婆)的基因，所以我们和爷爷奶奶(外公外婆)也长得很像。

有趣的事儿

你有没有思考过这样一个问题：如果你的曾曾曾祖父没有和你的曾曾曾祖母结婚，那么你今天也不会读到这本书。因为……你根本就不会出生在这个世界上！你知不知道，如果当初你的爸爸妈妈想晚一天要小孩，那么来到这个世界上的就不会是你，而是完完全全另外一个人了！你有没有意识到，如果爸爸妈妈作出要小孩的决定晚了一分钟，甚至是一秒钟，你也不会是他们的孩子了，他们会有其他的儿子或女儿！

双胞胎就像两滴水?

你肯定知道，有的双胞胎长得一模一样，有些却没那么相似。其实，世界上存在着两种类型的双胞胎：

- **同卵双胞胎**——由同一个初始细胞发育而来。卵子和精子结合成受精卵后分裂出了两个相同的部分，这两个部分又各自发育成了一个孩子。所以，这种类型的双胞胎总有着相同的性别，长相几乎一模一样。
- **异卵双胞胎**——由两对不同的卵子和精子发育而来。他们其实就是普通的兄弟姐妹，只是生日相同而已。这种类型的双胞胎可能性别相同，也可能性别不同。长相的相似度也和普通兄弟姐妹之间的差不多。

同卵双胞胎有着相同的基因序列，所以彼此之间非常相似。而异卵双胞胎的基因序列一半相同，一半不同，这和不在同一天出生的兄弟姐妹的情况一样。

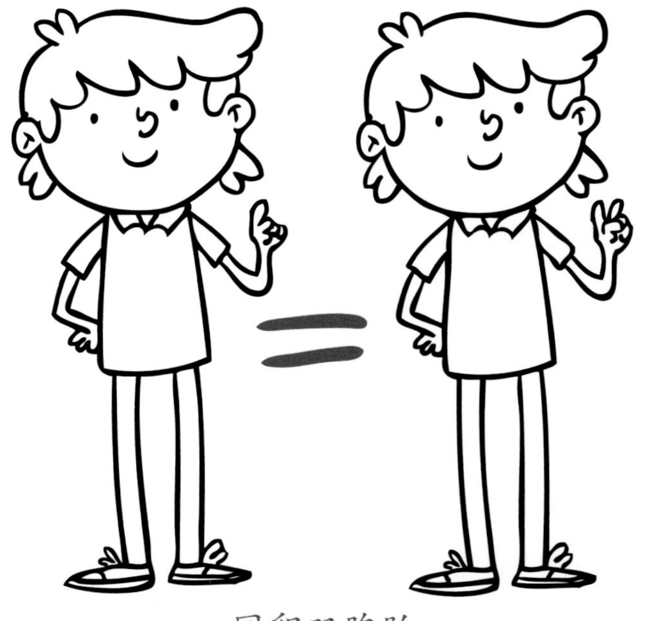

同卵双胞胎

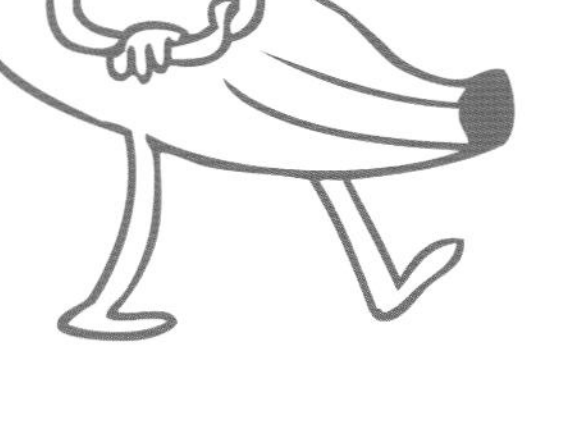

香蕉的更多！

香蕉的基因比人类的多一倍半！这也说明“更多”并不意味着“更好”。生物体的复杂性不仅取决于基因的数量。

几个真相

- 每个人都有着独特的基因组合，我们每一个人也因此变得与众不同。只有同卵双胞胎是个例外，因为他们的基因是相同的。
- 与此同时，人与人之间的基因也非常相似。所有人基因组中的99.9%都是相同的。因此，我们同属一个物种。
- 不久之前，2003年的时候，科学家测算出了人类的基因数量。结果却比当初预想的少得多，只有2.5万至3.5万个。
- 科学家们对此感到十分惊讶，因为变形虫的基因都比人类多200倍！而变形虫只是一种原始的原生动物，它的身体仅由一个细胞构成。
- 所以，比起基因数量，基因密码的读取方式更为重要。

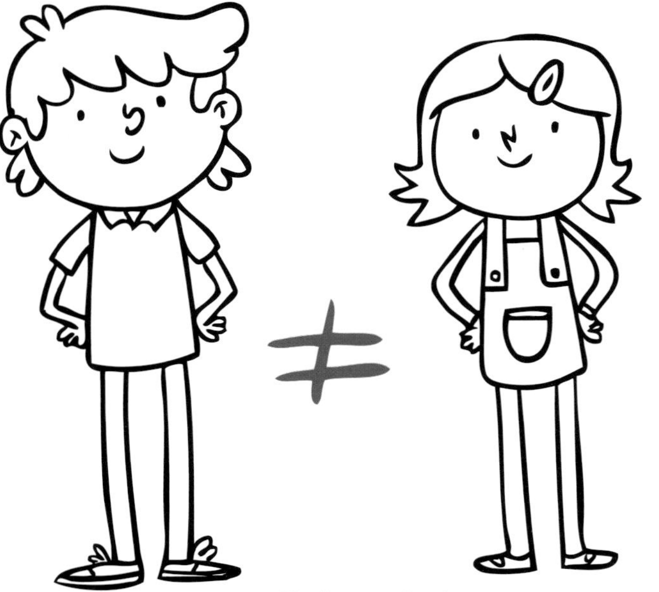

异卵双胞胎

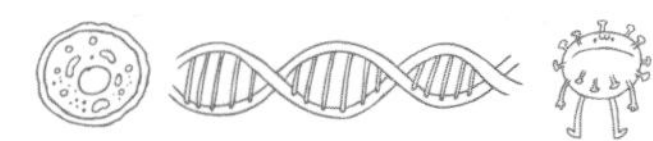

基因是什么？

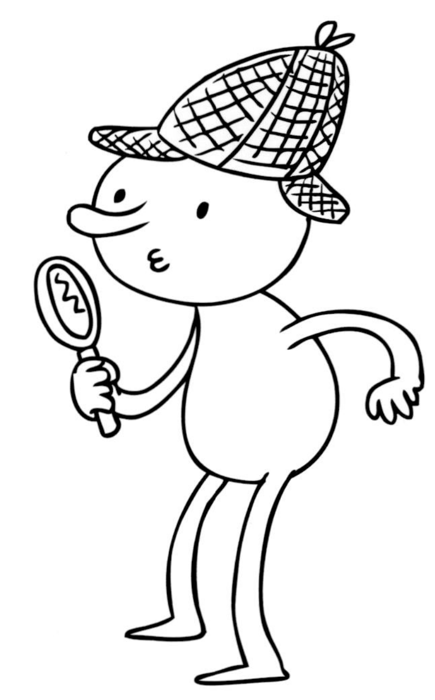

这串密码是怎样写入基因的？

基因是如何构成的？基因的加密过程是什么样的？这些问题就像侦探的工作，很难去一探究竟，破解这些问题更是需要科学家们超凡的想象力。由此看来，此项工作最终摘得诺贝尔奖也不是一件奇怪的事。

遗传密码隐藏在一种特殊的物质中。这种物质有一个非常复杂的名字：脱氧核糖核酸，简称DNA。它看起来像一条螺旋形的绳梯——一个由数十亿基本单位构成的双螺旋结构，这些基本单位相当于字母表中的字母。

只有4个字母

DNA螺旋由四种类型的基本单位组成——它们就像梯子中间的踏板，缩写分别为A、G、C和T。甚至可以说，这组被称为遗传密码的生物密码，只由这四个字母所代表的基本单位组成。有了它们的帮助，大自然可以在每一个细胞中写下有关生物体的所有信息，包括外观、结构、发育进程和健康状况。A、G、C和T在DNA螺旋中的顺序具有决定性意义——正是顺序决定了遗传性状。

几个真相

- 每个细胞的细胞核里都挤满了DNA双链，双链的长度将近两米！为了能待在细胞核里，它必须弯弯曲曲地拧成一团。
- 人体内DNA的总长度约为1 000亿公里。
- 每个细胞里都有一套完整的基因，但我们的细胞却千差万别。这是为什么？因为在各式各样的细胞中，大多数基因处于关闭状态，只有一部分基因是活跃的。这样一来，脑细胞和肝细胞就有了区别，它们与肺细胞也有了区别。

玩味一下

基因长什么样子?

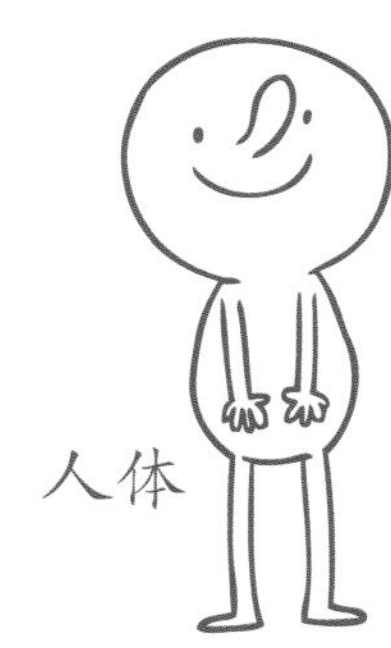

人体

人体里有50万亿个细胞，而每个细胞中都有一个细胞核（红细胞是个例外，它根本没有细胞核）。

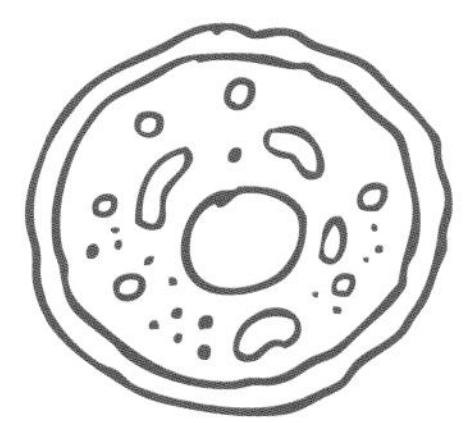

细胞核

每个细胞核中有46条染色体，其中23条来自爸爸，23条来自妈妈。

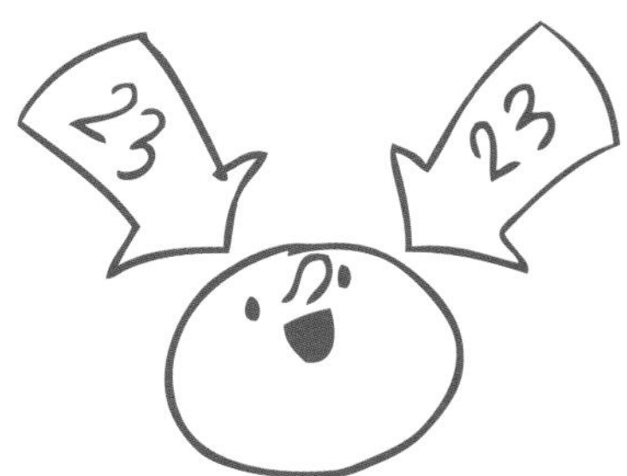

来自妈妈的23条染色体和来自爸爸的23条染色体

每条染色体在分裂时呈X形，在分裂期间变成很长的DNA双链。

染色质丝

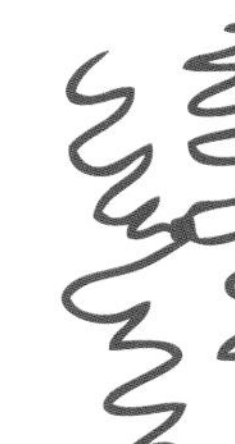

细胞核中的染色体

DNA看起来像个被拧的呈螺旋状的绳梯。

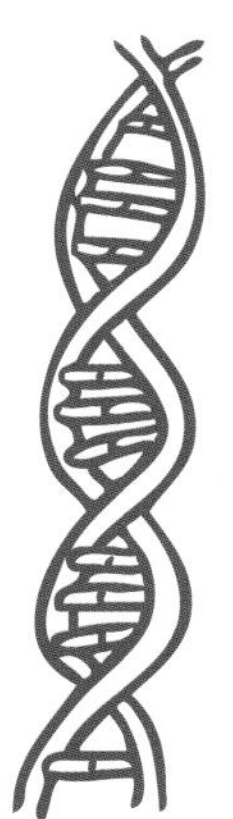

基因

基因是DNA中的一个片段。它就像一串密码，存储着生物体的一些信息。

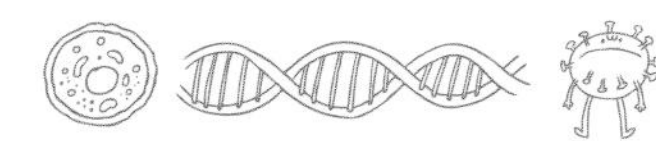

废话连篇

在DNA螺旋之中，有多达97%至98%的内容都是毫无意义的“垃圾DNA”。也就是说，它们是遗传字母随机拼凑在一起的聚合物，就像没有释义的单词，本身不构成任何实际意义。

充满希望的相似性

科学家已经对大多数动物和人类的基因密码有了了解。他们惊讶地发现，人类竟然……在基因方面与猪非常相似！事实的确如此，因为猪的体内有多达94%的基因和人类的相同！黑猩猩的遗传物质甚至与我们的更为相似——相似度高达98%。既然人和猪之间存在着如此高的遗传相似度，那么这些动物也许很快就能成为人类器官的供给源。现在已经有了给人体植入猪心脏瓣膜的手术。

自我复制的DNA

DNA存在的目的就是制造DNA！细胞分裂时，这种超级物质就开始自我复制。现在就请去看看下一页的图片和说明，了解一下DNA自我复制的过程吧！

罪犯的鉴定

警察要如何通过血液和唾液找出留下这些痕迹的罪犯呢？这多亏了遗传学的功劳！每个人都有一套独一无二的基因，里面藏着各自的遗传信息，它和个人的签名有点类似。只要罪犯身上的任何细胞（头发、表皮、唾液、血液）被遗留在了犯罪现场，就可以通过实验室里的复杂检测来读取这些“签名”，然后再将结果与犯罪嫌疑人的基因样本进行对比。如果对比结果相同，我们就成功抓获了罪犯！如果不同——就需要在其他犯罪嫌疑人中继续排查。

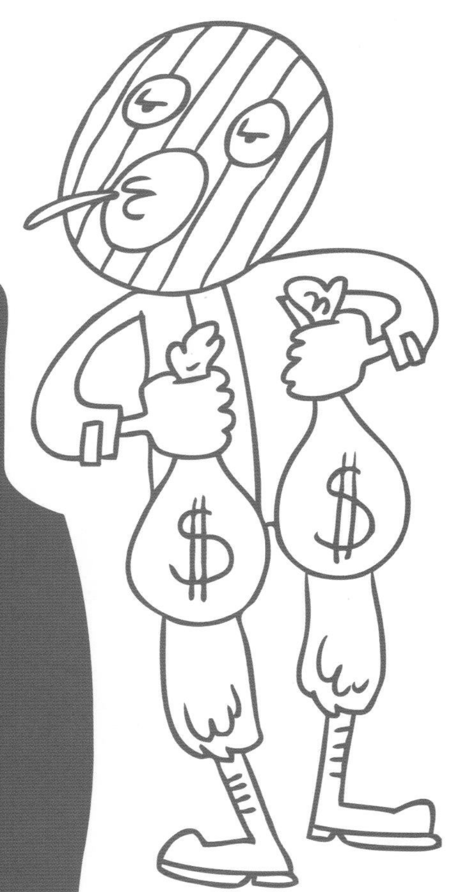

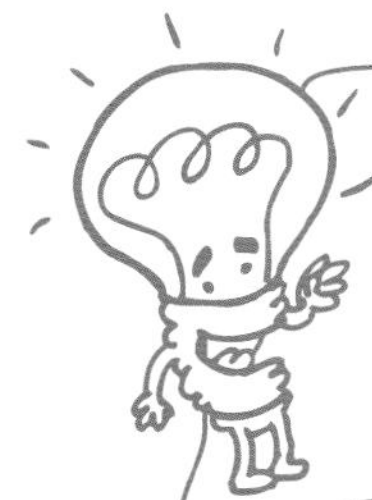

DNA自我复制的详细过程

螺旋形“绳梯”展开拉直，并分成两条单链，就像拉开拉链一样。

⇓

以分开的两条单链为模板，生成另外两条与之相匹配的单链。（图中已用黄色标记标出）

每两条单链像拉链一样拉上。

⇓

这样一来，一个“梯子”就变成了两个“梯子”：每个“梯子”都由一个旧单链和一个新单链组成。

⇓

最后，两个“梯子”重新扭成螺旋状，我们也就拥有了比开始多一倍的DNA。

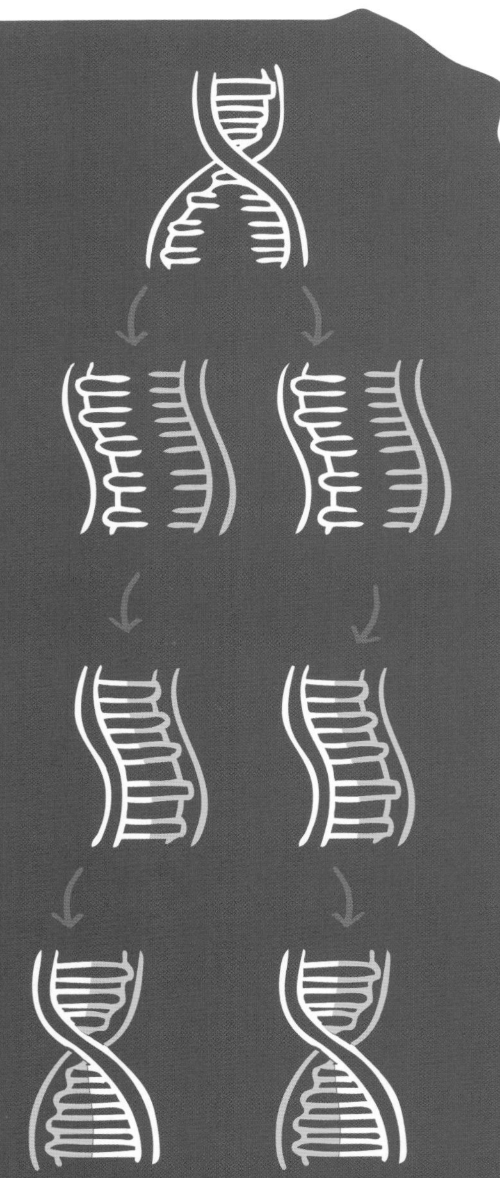

当一个细胞分裂为两个时，分裂后的每个细胞都能获得一个完整的DNA“梯子”。

分裂后的每个细胞都具有完全相同的基因。DNA在复制过程中通常不会丢失或更改任何的遗传信息。

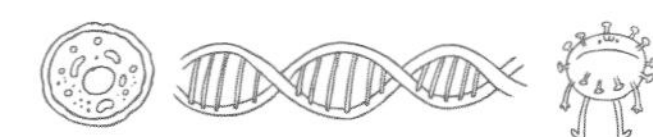

基因是如何变化的？

基因突变——这是什么？

基因突变只是遗传密码中的一个错误！人体有时会在DNA复制的过程中犯一些错误，这就可能导致构成DNA的字母顺序发生变化。任何地方都有可能出现错误——你肯定非常清楚这一点，基因中储存的信息当然也会发生错误。

当你把黑板上的板书誊写到笔记本上的时候，是不是可能出错？有时写错了一个词，有时丢了一个词没写，有时甚至连整个句子的意思都搞错了。在生成第二条DNA单链的时候，类似的情况就有可能发生——这就是基因突变。

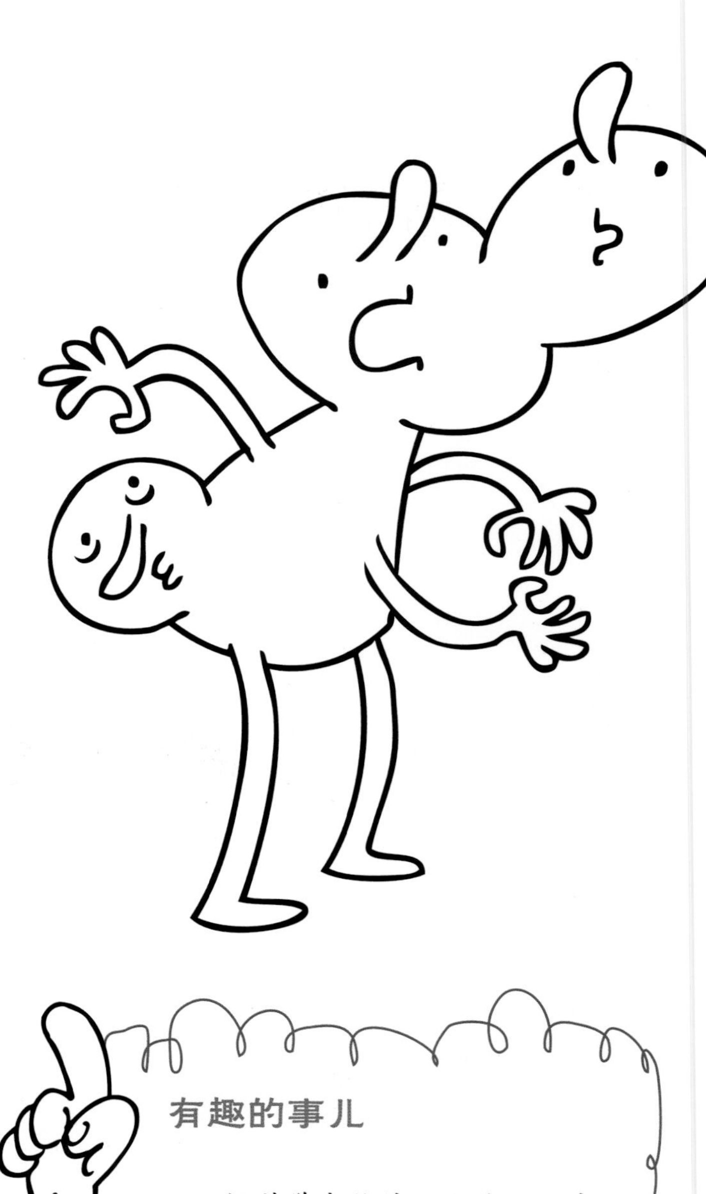

基因突变多久发生一次？

基因突变在细胞分裂的时候经常发生，在人体内每天都会发生，甚至一天发生好多次。这没什么好奇怪的，因为身体中细胞的数量是个天文数字——有几十万亿个（请翻到第10页，阅读“身体是由什么构成的？”相关内容）。每一秒钟，身体里都有很多细胞在分裂。如此庞大的分裂数量，如此频繁的DNA自我复制，发生错误在所难免。

有趣的事儿

据科学家估计，人体一天内要发生多达7 000次的基因突变！

基因突变有危险吗?

不是所有基因突变都会导致疾病的发生。但有些时候，即使只是改变了遗传密码中的一个字母，也可能造成严重的后果，比如发展成癌症或其他遗传疾病。这一切都取决于基因突变发生的位置。或许它恰好发生在了重要的位置上，也或许它有幸发生在了不怎么重要的位置上。

质量监控

尽管基因突变在人体中非常普遍，但我们并没有高频率地患上严重疾病。这是因为，每个细胞里都自带了质量监控“设备”，能够截获并修正遗传密码中的错误，达到消除基因突变的效果。

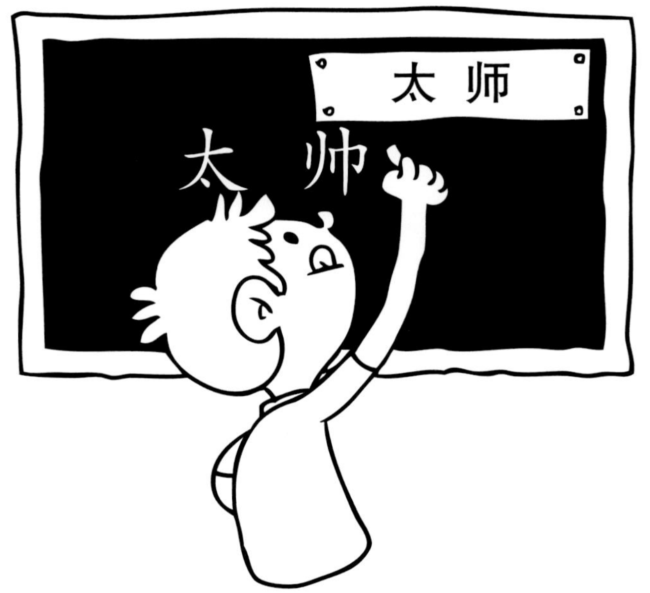

遗传疾病

如果作为生殖细胞的精子或卵子发生了基因突变，或者怀孕初期受精卵发生了基因突变，那么一对健康的父母也有可能生下一个患病的婴儿。如果出现这种情况，我们就会说婴儿患上了遗传性疾病。

唐氏综合征——基因突变的结果

唐氏综合征是一种遗传性疾病，因为它的致病原因是染色体错误，也就是患病儿童体内产生了多余的染色体。这种基因突变并不是简单的一个或几个遗传密码字母发生了微小的变化，而是整条染色体出现了错误。唐氏综合征在生命最开始的时候就已经发生，那时的胚胎还很小，孕育在妈妈的肚子里。

唐氏综合征也是一种先天性疾病，因为宝宝出生时就已经患上了这种疾病，这种疾病将伴随他们一生。唐氏综合征患儿有着特殊的面部特征（如眼距宽、鼻根低平、眼裂小、眼外侧上斜）、短小的四肢和矮小的身材。唐氏儿不像健康的同龄人那样聪明伶俐，学习起来也会慢很多，但依旧待人友善、活泼开朗。

血友病与基因

血友病是一种遗传性疾病，它表现为血液无法凝结或者凝结过慢。如果血友病患者受了伤，他很有可能因伤口无法结痂最终失血过多死亡。这种疾病通过基因传播。好在医生已经知道了什么样的基因突变会引起这种疾病，也已经掌握了治疗此类疾患的方法。

白化病是一种遗传性疾病，它由某一个基因的突变引起。如果父母双方都携带了这种变异基因，即使他们自身是健康的，也可能会生出白化病小孩。

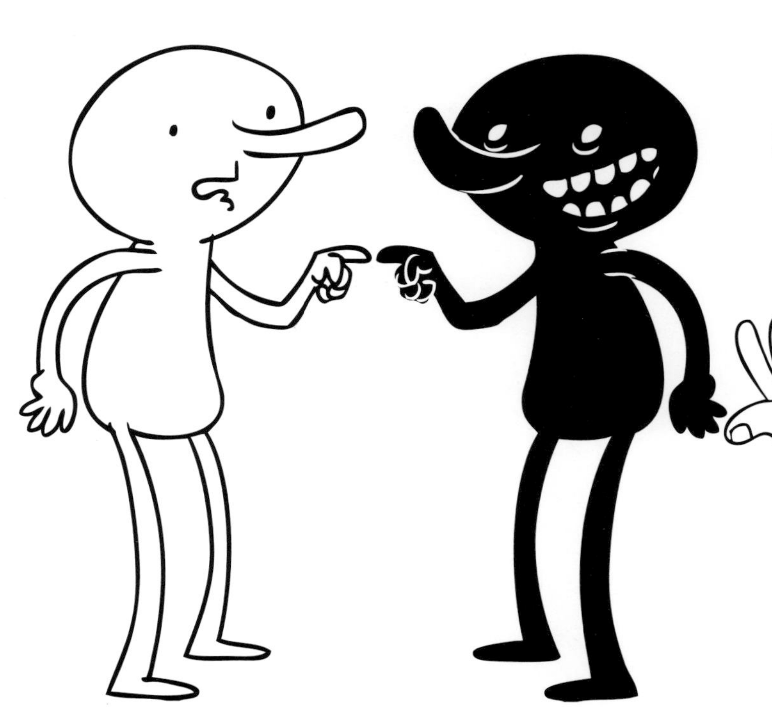

白化病是从哪里来的?

白化病是皮肤、头发和眼睛虹膜部位色素完全缺乏的一种疾病。所以，白化病患者有着乳白的皮肤、雪白的毛发、无色的眼睛虹膜和粉色的透明血管。烈日下的他们完全没有抵抗力，因此必须戴上墨镜、穿长裤、长褂保护自己免受阳光的照射。要知道，阳光不是把他们晒黑，而是会把他们立刻晒伤。

几个真相

- 基因突变可以是偶然因素引发的，也可以是人为引起的。
- 提高基因突变频率的物质被称为诱变剂。我们生活的环境中就有许多危险的诱变剂。
- 烟草燃烧产生的烟雾中就存在着许多诱变剂，它们会引发各种导致癌症的基因突变。
- 主动吸烟和被动吸烟（也就是吸其他吸烟者呼出的烟雾或其香烟燃烧产生的烟雾）都不利于健康。
- 紫外线也是一种诱变剂。所以，当我们的皮肤在阳光下暴晒时，一定要记得涂抹防晒霜。

为什么我们会经常得流感?

为了防止得流感，我们必须每年接种疫苗。但就算这样，也不能保证我们一定能对流感免疫。因为流感病毒的基因具有极强的突变能力。它们千变万化，就像有着几百张面孔的秘密特工，能够不停地更换自己的行头。因此，人体总也无法全面掌握识破所有流感病毒的方法。

疫苗是如何起作用的?

只要病原体不发生改变，人体在接种疫苗后就能抵御该病原体的入侵，其效果可以持续多年。接种腮腺炎疫苗就是如此。但接种流感病毒疫苗的情况就有所不同了。人体只学会了抵御某一种流感病毒的入侵，而流感病毒会不断变异，因此在紧随其后的感染面前，我们仍将无招架之力。换句话说，获得性免疫此时不再起作用，因为我们面对的是已经变异的病毒——一种似是而非的病毒。

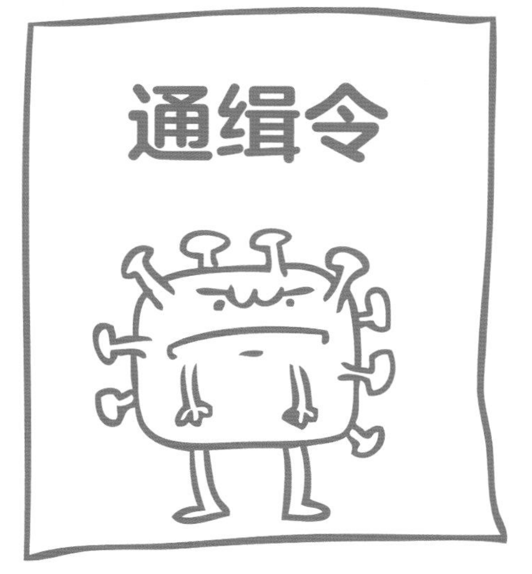

病毒变异防不胜防

免疫力是一种记忆。当我们与旧敌再次相遇的时候，它能帮助我们迅速武装，与之作战。但当敌人换上了新面孔，我们仍会变得毫无防备。

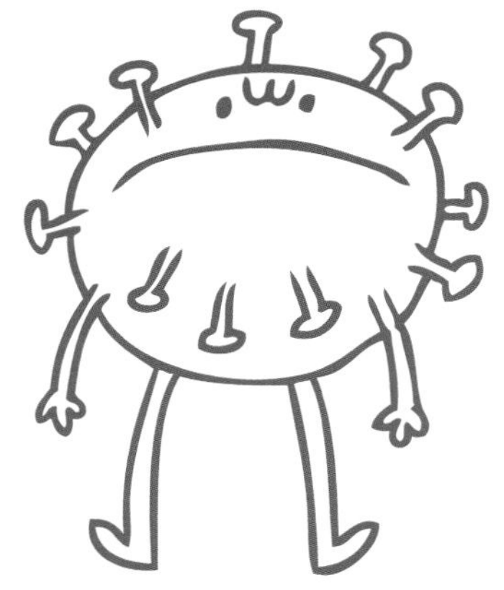

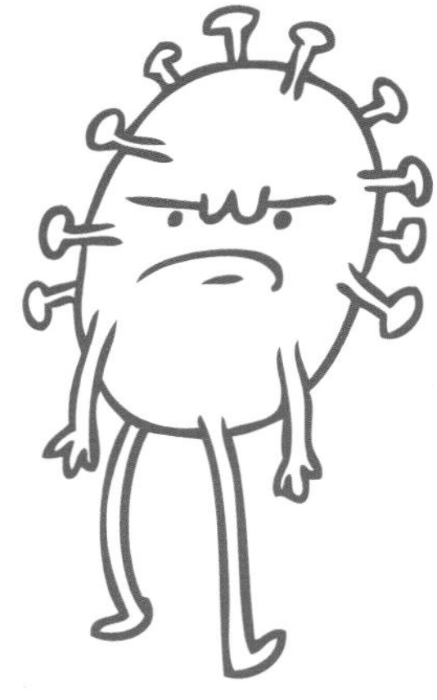

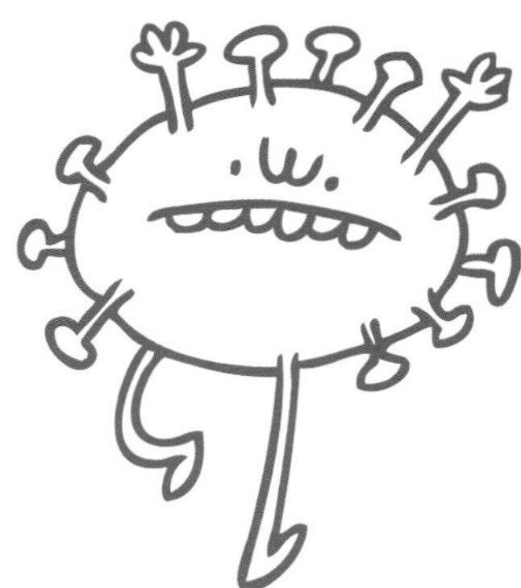

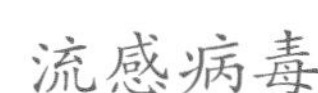

流感病毒

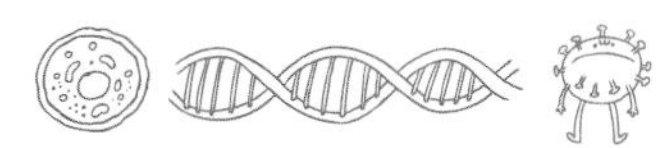

遗传是如何发生的?

基因如何决定眼睛的颜色?

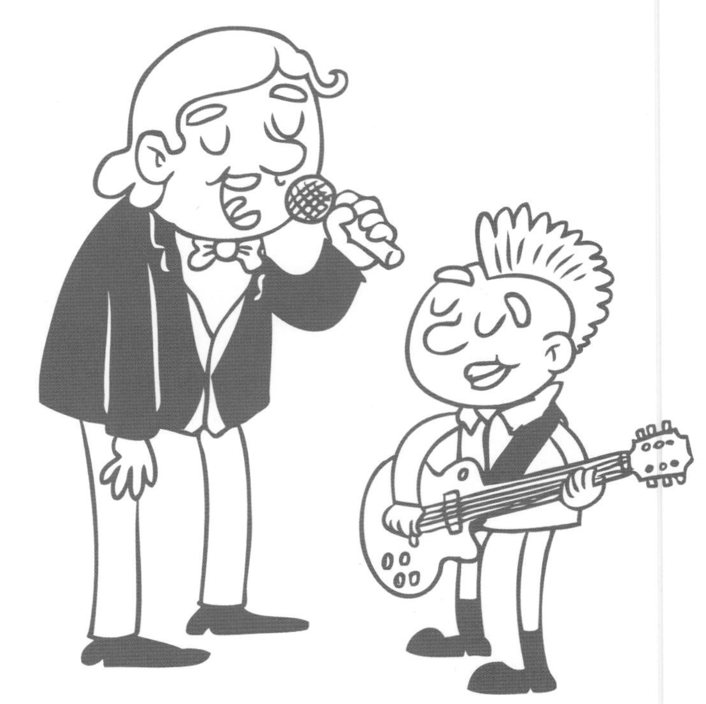

基因是一段编录着重要信息的DNA。比如它决定着一个人的眼睛会是什么颜色。我们每个人的每个基因都有两个副本，一个从妈妈那里来，另一个从爸爸那里来。

对于控制眼睛颜色的基因来说，棕色基因会比蓝色基因更强大。所以，如果父母中一个人的眼睛是蓝的，另一个人的眼睛是棕的，那么在他们的后代中，更多的孩子会有深色的眼睛（但这一点只有在他们生育了许多孩子的情况下才能确定）。

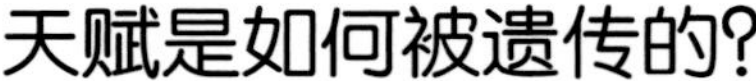

天赋是如何被遗传的?

天赋和特殊才能，血型和眼睛颜色——毫无疑问，这是两组完全不同的东西。前者的遗传也因此要比后者复杂得多，复杂到……人们直到现在都没有搞明白遗传的详细过程。但根据我们的观察，有些家庭世世代代都是杰出的画家、数学家或者运动员。这似乎表明天赋的遗传基础确实存在。

你的血液中就有这个吗?

有时我们会说，“某样东西存在于某人的血液之中”。例如“这次比赛她一定能赢，毕竟她身体里流淌着舞蹈的血液”。这个句式用来形容某人拥有的独特才能是与生俱来的。多亏了现代遗传学的发现，我们才知道这句话应该说成：“她的基因中就有这个东西。”

关于双胞胎的研究

如果想知道基因对哪些事情有影响，那么同卵双胞胎就是这些课题的完美研究对象。从遗传学角度看，他们是彼此的副本，因为两个人拥有相同的基因序列。因此，如果他们拥有同样的天赋、喜好、疾病、性格，那也就说明遗传在这些方面起了很大作用。

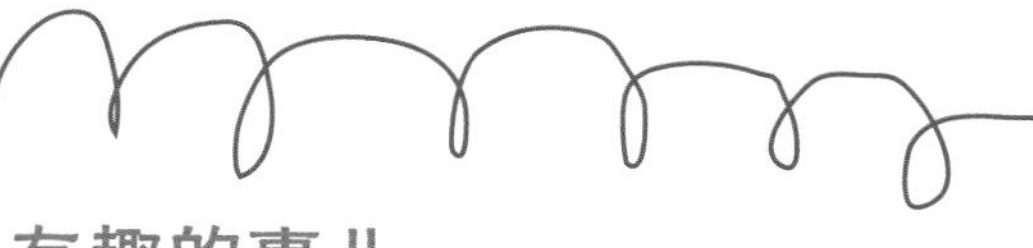

有趣的事儿

关于同卵双胞胎的案例研究并不少见。有些双胞胎在很小的时候就分开了，他们在不同的家庭环境中长大，生活条件也完全不同，甚至不知道自己双胞胎兄弟姐妹的存在。多年后当他们再次相见，却呈现出相似的智商（虽然一个由科学家父母抚养长大，另一个生长在工人家庭），患上相同的疾病，拥有相近的体形。他们也有着共同的兴趣，爱吃一样的菜肴，爱听同类的音乐。他们甚至连穿着都如出一辙，偏爱的颜色都一模一样。

同卵双胞胎是天生的“克隆”人，这也就意味着他们拥有相同的遗传密码。

基因和环境

我们比自己想象的更加依赖基因。科学家们发现，人的许多物质特征和精神特征是基因决定的。事实证明，很多疾病、偏好和性格都受遗传的影响。当然，环境因素也会对人的某些方面起决定性的影响，有些环境因素可能有利于基因的表达，有些环境因素则可能阻碍甚至彻底破坏基因的表达。就拿一个基因中带着音乐天赋的人为例，如果没有为他创造学习乐谱、创作曲子的机会，那他还能成为一个音乐家吗?

因此，我们要认识天赋并努力发展天赋，只有这样做，才可以充分利用基因赋予我们的一切机会。

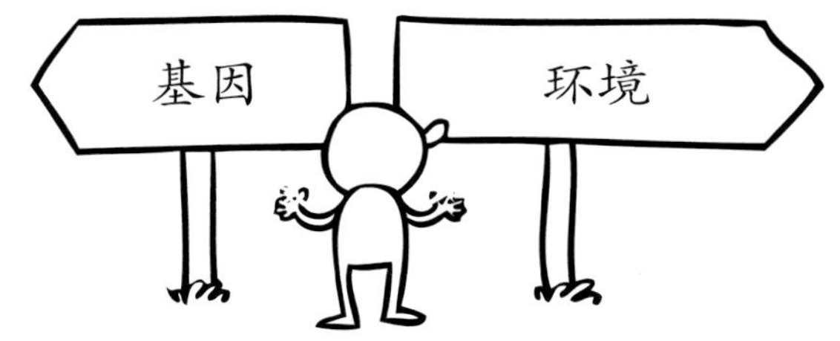

什么是克隆?

克隆指的是人类利用现代遗传技术创造出来的生物体副本。这种副本与同卵双胞胎不同，它并非大自然的杰作。

作为后代的克隆人和他的祖先有着相同的基因组。

克隆人并不是由父母的基因结合而成的，因为他只有一个基因副本，只有一位家长。

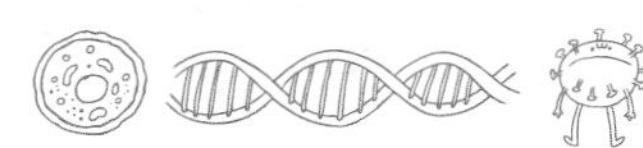

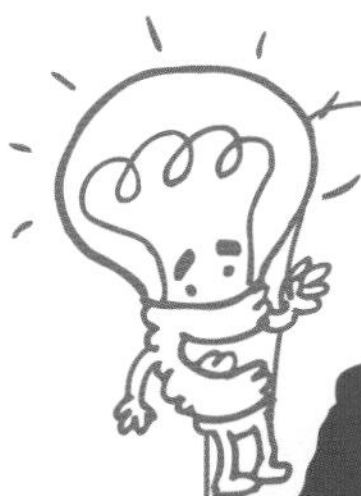

生物克隆的具体步骤

取出动物A体内的卵子，并除去卵子的细胞核。

⇓

选择动物B（与动物A同一物种）体内的任意细胞，取出包含着它完整基因序列的细胞核。

⇓

将动物B的细胞核放进动物A的“空心”卵子中。

⇓

强制合成后的细胞进行分裂（例如通过电脉冲）。

⇓

将开始分裂的合成细胞植入代孕妈妈（动物A）的体内。

⇓

动物A怀孕，它的肚子里就此孕育着一个克隆体。

⇓

由动物B的细胞核与动物A的去核卵子合成后的细胞发育成的动物C出生了。它的基因与动物B相同，与动物A不同。

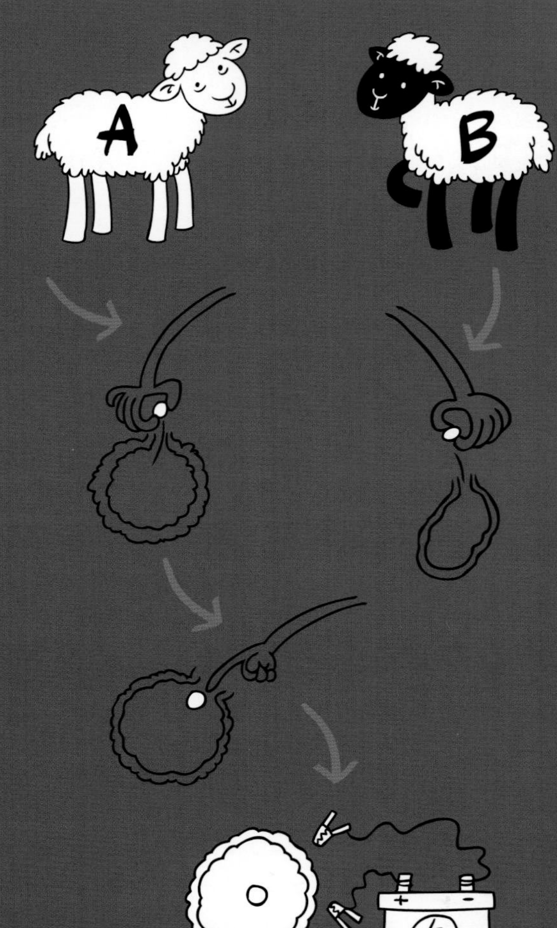

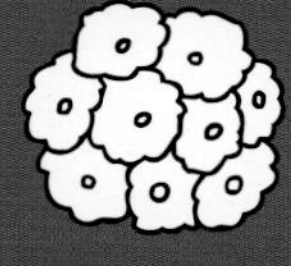

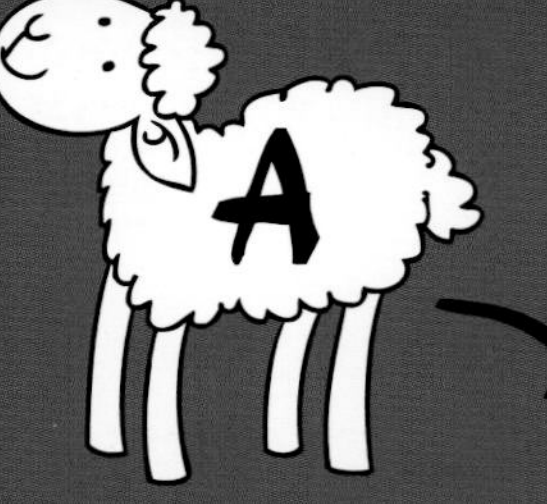

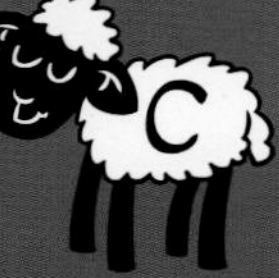

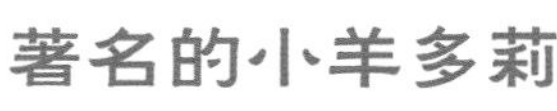

著名的小羊多莉

1996年，多莉出生了。它活了6年，是第一个被成功克隆出来的动物。

出生前和出生后

当孩子提问："我是从哪里来的？"大人们也许会这样回答他们："宝宝是鹳叼来的。"又或者说："爸爸妈妈是在白菜帮子里把你抱回来的。"

这种自欺欺人、毫无逻辑的解释真的会有孩子相信吗？毕竟我们每个人都知道，鹳会在严冬的时候飞往了温暖的国度，而冬天也会有孩子出生！而且，如果大家都在白菜堆里找孩子，那么孩子最多的应该是卖菜的小摊贩！

是时候开始认真地回答孩子们提出的严肃问题了，对吧？各位爸爸妈妈，请带领您的儿子和女儿一起来阅读这本书——您也不必再绞尽脑汁编造鹳鸟和白菜的故事了。

在一个小生命出生之前，发生在他身上的趣事一时半会儿可说不完。现在，我们对这些事情也越来越了解。

为什么我们能知道这么多？

在妈妈刚刚怀孕的那几周，医生就开始观察妈妈肚子里不断长大的小宝宝了。也正是因为这样，我们才会知道，每个人这辈子大概有四个星期的时间是长着尾巴的！

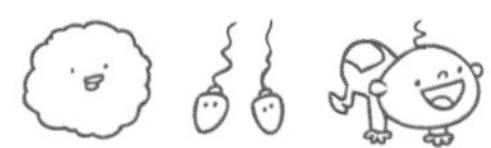

孩子从哪里来?

孩子由什么发育而来?

你也许很难相信，自己竟然当过半个小时的单细胞生物。这个细胞由妈妈的卵子和爸爸的精子（也就是他们体内的生殖细胞）结合而成。你从卵子中获取了来自妈妈的一套基因，从精子中获取了来自爸爸的一套基因。

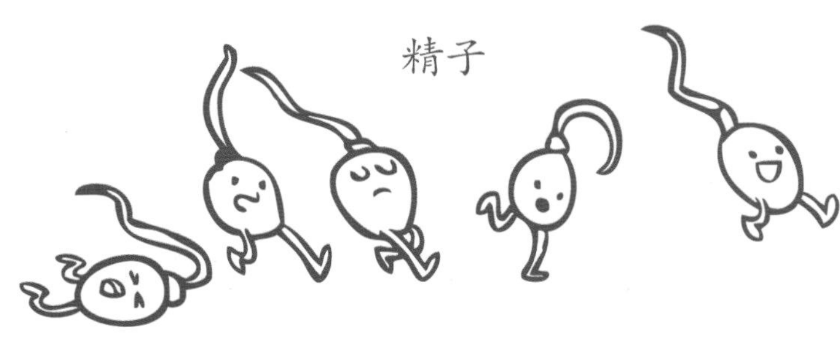

精子部队和巨型卵子

精子是人体中（更准确地说是男性体内）最小的细胞。它们非常微小，在一根针头上甚至可以放下20个精子。精子的形状和蝌蚪类似：它们有着大大的脑袋和摆动的尾巴。

如果把精子和卵子摆在一起，那么卵子就成了一个不折不扣的巨人，毕竟它的体积是精子的25万倍。受精之前的卵子看起来像是一个巨大的行星，周围环绕着许多带尾巴的小“卫星”。

障碍赛

能进入妈妈体内的精子大概有200万至300万个，但它们之中只有大约100位实力选手能最快到达卵子身旁，更是只有1位能成功与卵子结合，成为最后赢家。精子的必经之路虽然只有几厘米的长度，却是困难重重、障碍满满。在这场竞赛中，大多数精子选手败下阵来。它们变弱、退赛，最终死亡。

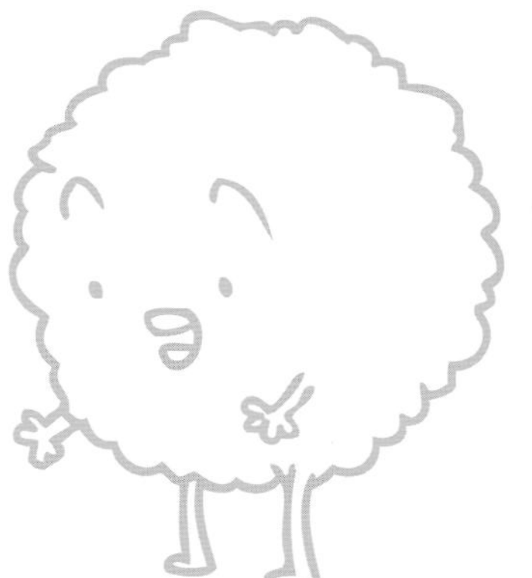

开始!

两个细胞（卵子和精子）相结合的时刻被称为受精。这是新生命的开始。这一切都发生在妈妈的肚子里。

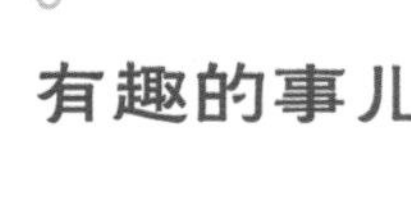

有趣的事儿

如果把一个精子看成一枚硬币那么大的话，那么卵子看起来就像一台大型挖掘机的轮胎那么大。

为什么能生出双胞胎?

卵巢中成熟的卵子可能不止一颗，有时两颗卵子都成熟了。因此每个卵子都会和一个精子相结合。

这样便会生出异卵双胞胎。他们二人长相不会非常相似，甚至可能拥有不同的性别。

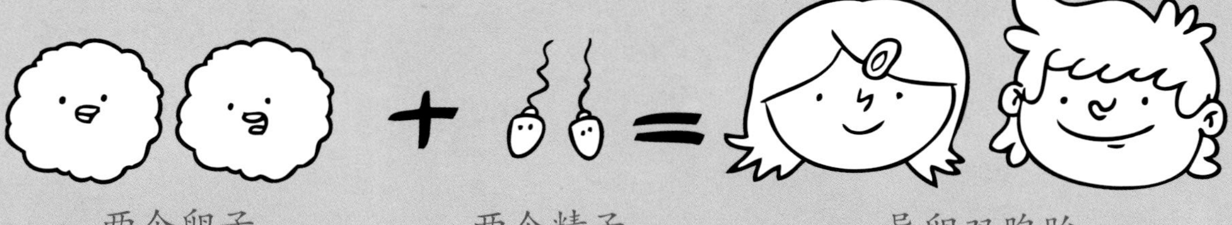

如果受精卵分裂成了两个相互独立的胚胎，那么就会生出同卵双胞胎。他们二人长相会非常相似，而且性别相同，只可能是两个男孩或者两个女孩。

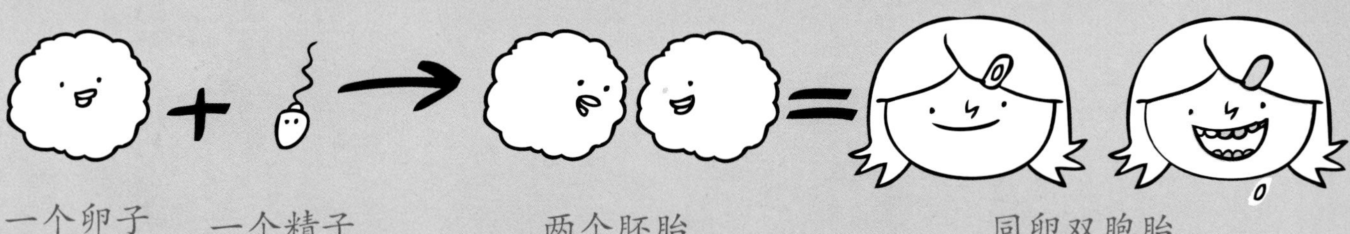

几个真相

- 生出双胞胎的概率是1/80。
- 当许多颗卵子同时成熟的时候，就能生出三胞胎、四胞胎、五胞胎，甚至能一胎生下更多的孩子。
- 生出三胞胎的概率非常小——只有1/7 000，四胞胎的概率是1/60万，而五胞胎的概率更小——只有1/5 200万！
- 一胎生育最多且孩子都存活的纪录是八胞胎。2009年，创纪录的八胞胎在美国的一个小地方诞生了。

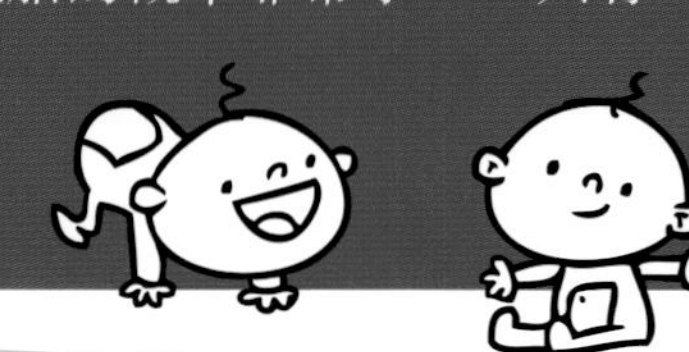

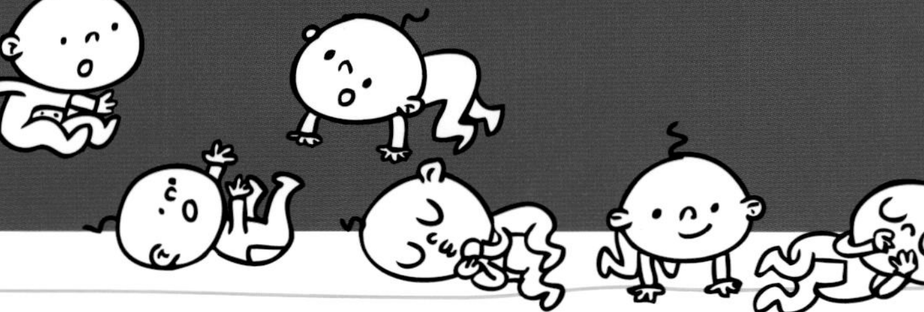

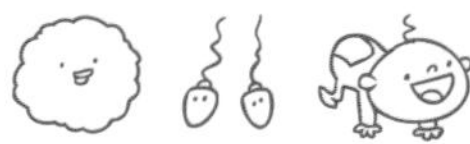

什么是早产儿?

小宝宝要在妈妈的肚子里发育40个周，这样才算做好充分准备来到这个世界。有些时候，婴儿会提前几个周出生。人们把这类小孩称作“早产儿”。这样的小孩会小一些、弱一些，需要医生和父母给予特殊的照顾。

过去，医生没办法完全保住早产的三胞胎、四胞胎或者五胞胎。现在，有办法抢救这些又小又脆弱的早产儿了。

有趣的事儿

孩子的性别取决于和卵子结合的精子中带有X染色体还是Y染色体。这是只有爸爸们才能决定的事情。因此，想要女儿的爸爸不能埋怨妻子给他生了个儿子！

女孩还是男孩?

出生的宝宝是女孩还是男孩，这在受精的时候就已经决定了。精子有两种类型：一种是带X染色体的精子，另一种是带Y染色体的精子。卵子只有一种类型——含有X染色体的卵子。当带X染色体的精子进入卵子，就会生出一个女孩；当带Y染色体的精子进入卵子，就会生出一个男孩。

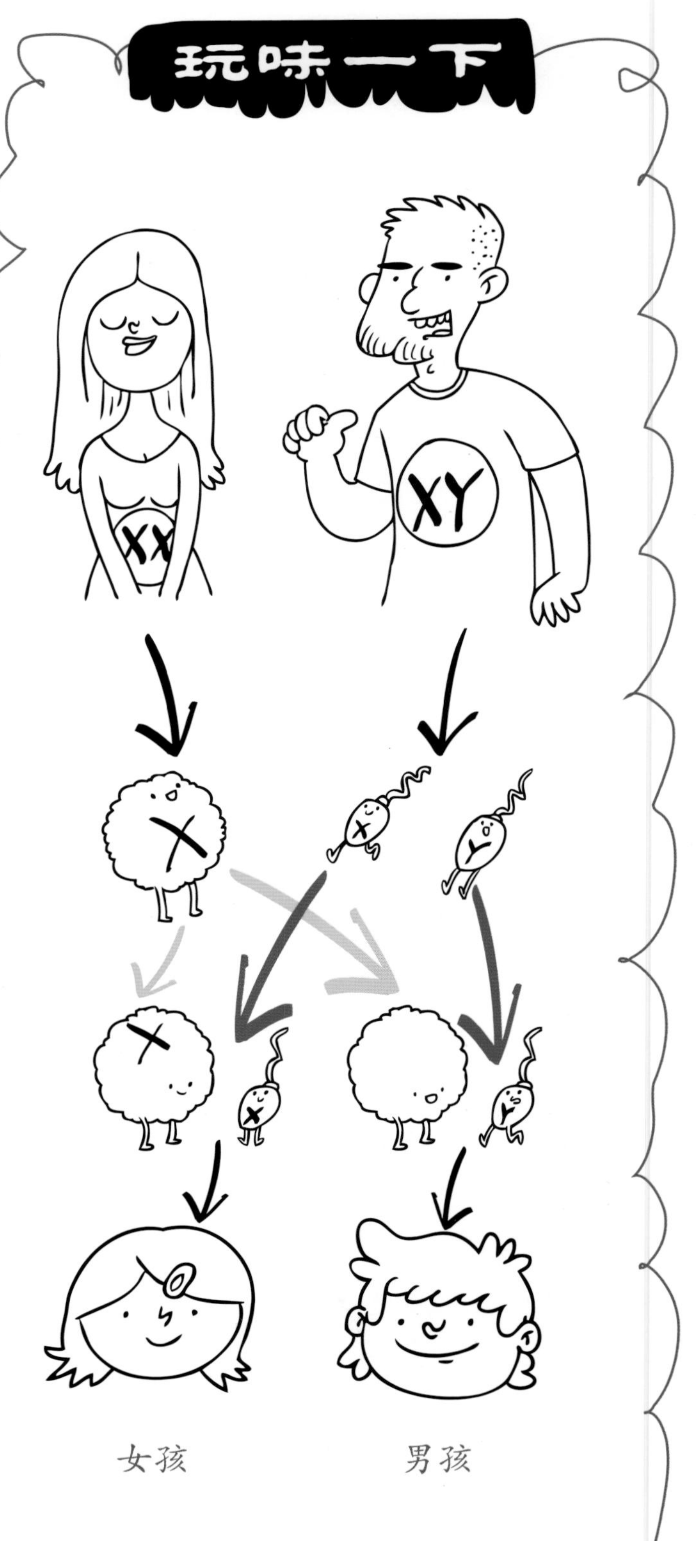

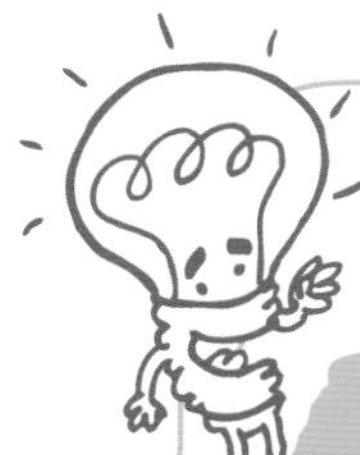

人类生殖的具体步骤

爸爸的身体内（睾丸）产生了几百万个精子。

妈妈的身体里（卵巢）成熟了一颗卵子——一个月成熟一颗。

⇓

卵子从卵巢中游出，进入一根被称为输卵管的管道里。

⇓

在输卵管中，许多精子与卵子相遇。

⇓

接下来就会受精，并形成受精卵——也就是将来会发展为新生命的第一个细胞。

⇓

受精卵迅速分裂并形成一团细胞，这团细胞通过输卵管到达子宫。

⇓

细胞团由100个细胞组成，看起来像颗小树莓。

⇓

到达子宫后的细胞团附着在子宫壁上并进一步发育成胚胎。

⇓

新生命将在9个月的时间里（更准确地说是40周）迅速变化成长——这段时间就叫作怀孕。

⇓

孩子出生。

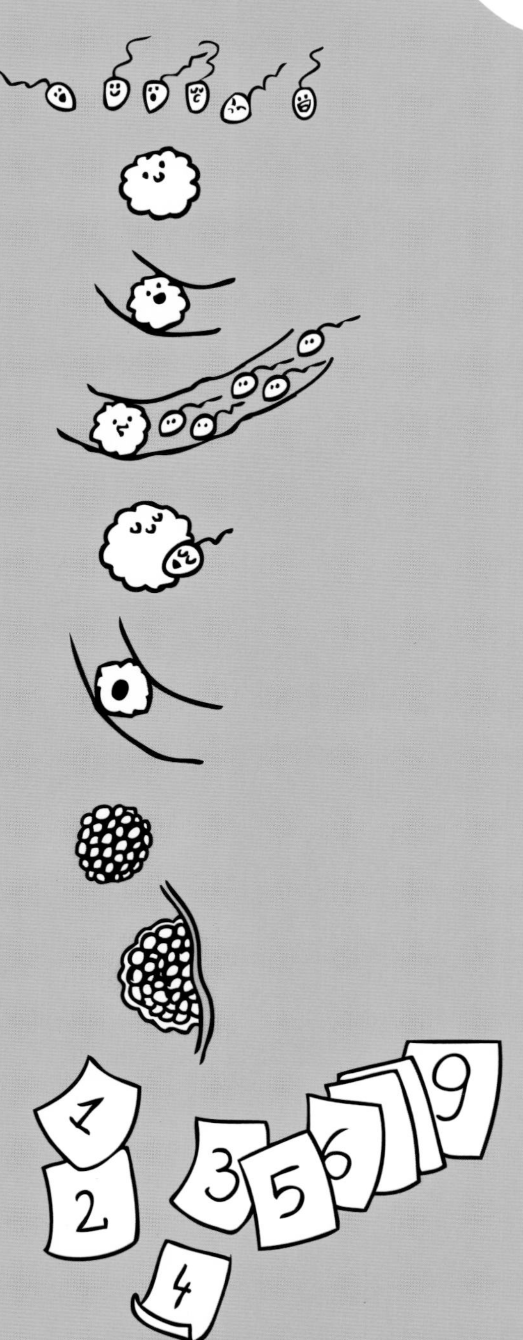

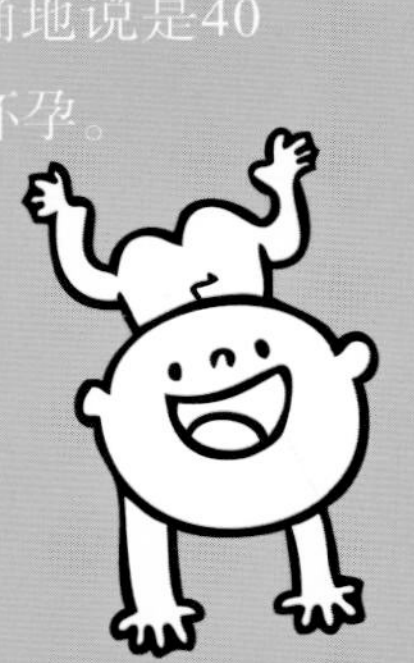

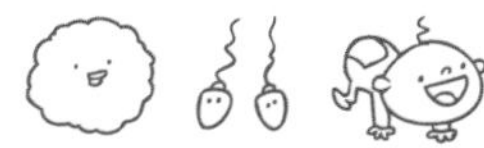

一个细胞是如何变成一个婴儿的？

惊人的成长速度

孩子在妈妈的肚子里一天一个样，尤其是在最开始的时候——不仅每天，甚至每分每秒都在变化。如果隔一个月看看妈妈的肚子，我们确实可以观察到明显的变化。胎儿成长的速度是如此之快，以至医生需要细细检查胎儿在不同阶段是否都发育正常。

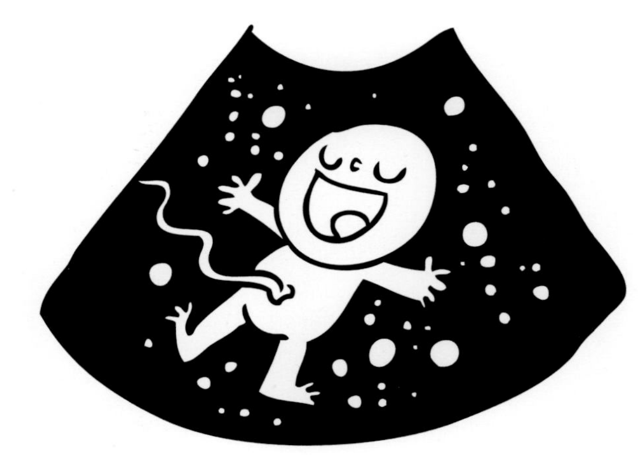

妈妈为什么要去看医生？

孩子在妈妈肚子里那段时光比较特殊，因为在这之后，一个全新的小生命就诞生了。在这期间，胎儿如果出现任何异常，医生都要迅速作出诊断并进行治疗。因此，妈妈每个月都要去看医生、做血液检查，并让医生听听宝宝的心跳。除此之外，在妈妈怀孕期间，医生还将三次使用专用设备检查胎儿的长相，并检查胎儿是否发育正常。

什么是B超？

B超是超声检查的简称，完全无痛，且十分安全。做B超时，医生会用一台手机大小的仪器（也就是B超仪的头部）在妈妈的肚子上来回移动。B超能发出一种特殊的声波（人耳听不到的超声波），这些声波能穿透皮肤到达腹部，遇到障碍物形成回声反射回来，最后B超将这些声波转换成生动的胎儿影像显示在电脑屏幕上。通过B超检查，医生能够在电脑屏幕上观察胎儿在妈妈肚子里的情况，从而确认胎儿的状况是否良好。

玩味一下

出生之前的诊疗

现代医学可以在孩子还在妈妈肚子里的时候就对他进行治疗，包括给胎儿做手术！通过B超检查，医生可以发现胎儿的心脏缺陷或者其他出生后会危及生命的严重疾病。因此，医生可能会在孩子出生前对其进行手术。微型外科手术设备通过微小切口进入妈妈肚子里，医生通过观看超声屏幕上的画面进行手术。医生也可以通过类似的方法给生病的胎儿注射药物。经过治疗，胎儿就能健康地出生了。

几个真相

- 人的一生中，身体生长变化速度最快的时期就是在妈妈肚子里的那段时间。
- 经过40个周，一个只有百万分之一克重、四分之一颗小米粒大小的单细胞就发育成了人类。
- 孩子出生时，长约半米，重三四千克。
- 出生前的40周里，胎儿身体的长度是最初的2 000倍。
- 出生前的40周里，胎儿的体重增长了100万至110万倍。
- 从出生到成年，一个人的体重只会增长20倍。

小小影星

在B超检查的过程中，可以给胎儿拍照片，甚至录一段视频，记录小家伙的一举一动。他们有时张开嘴巴，有时吮吸手指。父母可以把这段录像拷贝到优盘里，这样回家之后也能随时看到自己的宝宝了。

婴儿是女孩还是男孩?

多亏了B超的帮助，医生如今可以分辨胎儿是女孩还是男孩。这也就意味着，父母能够在孩子出生几个月前就知道自己将有个儿子还是女儿，哥哥姐姐也能提前知道自己会有个弟弟还是妹妹。

胎儿的心脏从什么时候开始跳动?

这在很早的时候就已经开始了，也就是卵子与精子结合之后的第22天。胎儿这个时候只有米粒大小，但他们已经有了头部，发育出了眼睛、耳朵和大脑的雏形，还拥有了一个管状的心脏，每分钟跳动65次（比你的心跳慢一点点）。

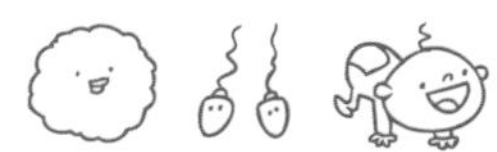

宝宝在妈妈肚子里的时候吃些什么、喝些什么？

宝宝具体在妈妈肚子里的哪个位置？

他不在胃里，所以不用担心妈妈喝果汁的时候会给他冲个果汁澡，也不用担心妈妈吃三明治的时候一口面包会砸在他的头上。小生命其实是在妈妈的子宫里发育的。子宫壁上的肌肉十分强壮，因此可以把子宫看成一个弹性十足的袋子，形状类似一颗倒放的梨。它的位置在下腹部，肠子和胃的下方。随着胎儿的成长，子宫也在不断拉伸。大多数时候，胎儿会觉得在子宫中十分舒适，只有在孕期末尾时才会有拥挤的感觉。

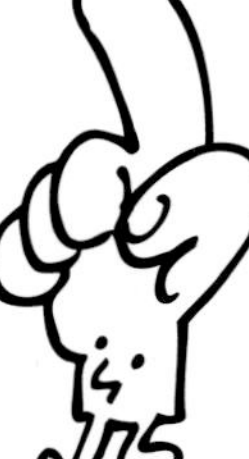

有趣的事儿

子宫中的宝宝被很好地保护了起来，即使妈妈的肚子受到了撞击，宝宝也不会有什么事。子宫内部有一个类似气球的腔体，里面充满了羊水，这是一种额外的保护措施。孩子就像在泳池中潜水的人一样，浸在妈妈肚子里的羊水之中。

胎儿为什么能在羊水中坚持好几个月？

这是个好问题！你肯定已经注意到，在浴缸中泡了好长时间后，手指上的皮肤就会起皱。这是因为表皮细胞遇水膨胀了起来。那么在羊水中泡了好几个月的胎儿身上应该有更多的皱纹才对。但事实并非如此。因为胎儿的皮肤被一层由油脂构成的“防护服”保护了起来。这层油脂的名字叫“胎脂”。多亏了这层看起来既像奶油又像蜡油的脂肪，胎儿才能够“防水”。此外，这层油脂也十分光滑，能帮助胎儿更加顺利地出生。

胎儿会淹死在羊水中吗？

不用担心！胎儿肯定不会被淹死，因为那个时候的他还不会呼吸。出生之前，胎儿的肺部还没有开始工作。胎儿会经常张开嘴巴，甚至把羊水吸入肺部，然后再吐出来，这样做并不会发生任何不良反应。这就是胎儿肺部训练的方式。胎儿的呼吸方式类似于潜水员从氧气瓶里吸氧。但他们没有氧气瓶，只能用一根特殊的管子从妈妈那里获取氧气，这根管子名叫“脐带”。

胎儿是如何呼吸的？

胎儿的呼吸由妈妈负责。氧气从妈妈的肺部进入血液，然后通过脐带输送给胎儿。但胎儿并不会像潜水员那样把氧气管放在嘴里，因为有脐带直接连在宝宝的肚子上。

肚脐是你肚子中间脐带脱落的地方，它证明着你和妈妈曾通过脐带连在了一起。

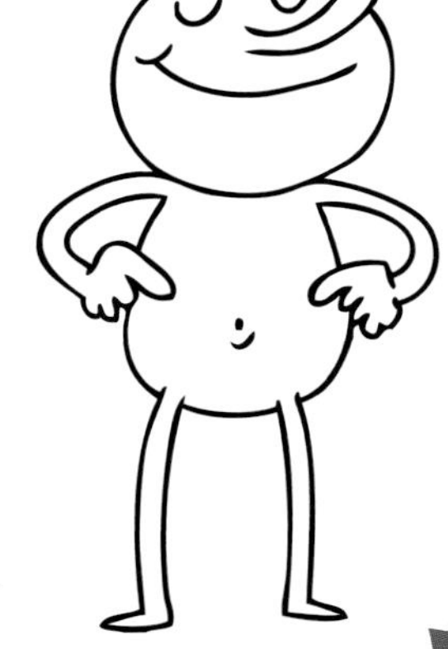

什么是脐带？

脐带是一根柔软又富有弹性的管子，有手指一般粗，鞋带一般长。它连接着妈妈和孕育在她肚子里的孩子。脐带中遍布血管，血管中的血液把妈妈体内的营养物质和氧气输送给孩子，再把孩子产生的没用的物质输送回妈妈体内。

为什么出生后要割断脐带？

最简单的答案是：因为脐带没用了，妈妈和孩子不需要再连在一起。出生后，宝宝的肺部开始工作，也能自己吮吸妈妈的奶水。所以，此时的宝宝完全可以独立呼吸，自主进食，不再需要妈妈在这些方面提供帮助。因此，出生后就要用剪刀剪断脐带。剪脐带一般由医生进行操作。如果孩子出生的时候爸爸在场，这个仪式也可能由爸爸完成。

剪脐带会痛吗？

不会，一点儿也不痛，因为脐带中没有神经。婴儿被剪断脐带后，肚子上的伤口会逐渐愈合，最终变成肚脐。

妈妈肚子里的宝宝需要便便吗？

不需要，因为他们摄入食物的方式和我们不同。他们从妈妈那里得到的是准备好的、消化完毕的、通过血液运输过来的养分，因此不会产生垃圾，也不需要通过便便来排出这些废物。他们同样不需要尿尿，因为没用的物质都会输送回妈妈的体内，再通过妈妈的尿液排出体外。妈妈可以为他做很多事情。

有些时候，宝宝会在临近预产期时提前往羊水里排便，这些胎便主要由脱落的表皮细胞组成。当还在妈妈肚子里的时候，宝宝就把这些表皮细胞吞进了自己体内，最终形成了胎便。

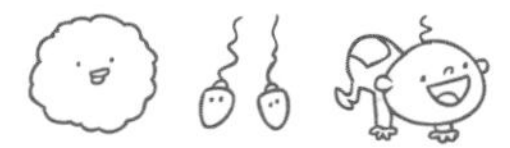

宝宝在妈妈肚子里的时候能听见什么、看见什么？

出生之前的宝宝能看到些什么？

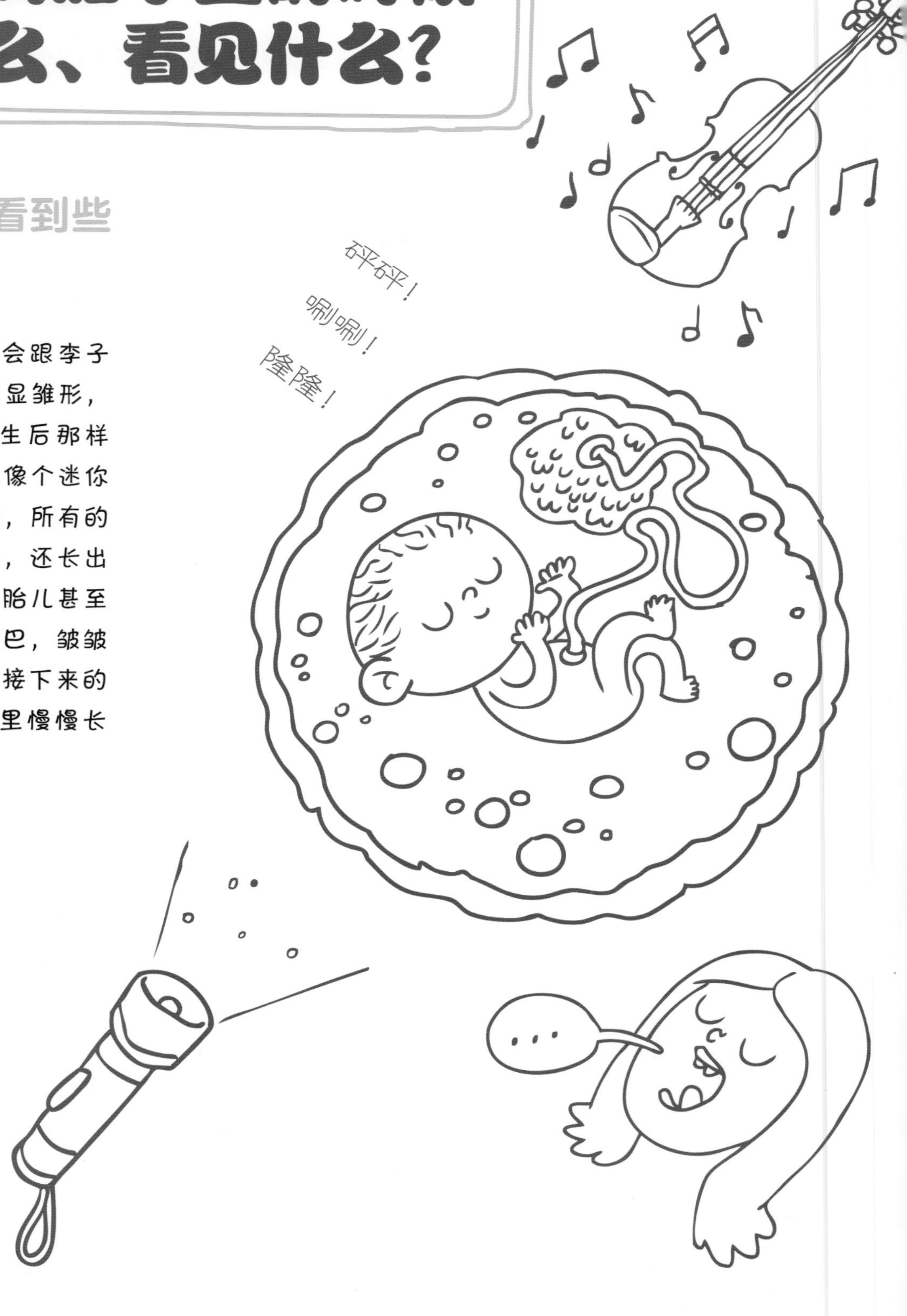

怀孕8周后，宝宝的体形会跟李子一般大小，体内所有的器官已显雏形，尽管不是所有器官都能像出生后那样运转起来。此时的胎儿看起来像个迷你人：他有手有脚，有胳膊有腿，所有的手指上都长出了小小的指甲盖，还长出了鼻子、嘴巴、眼睛和下巴。胎儿甚至有了自己的面部表情：动动嘴巴，皱皱眉头，有时候也耸耸鼻子。在接下来的7个月中，他会在妈妈的肚子里慢慢长大，为出生做好充分的准备。

在声音的王国中

孩子能听到妈妈身体内部的各种声音。妈妈的肚子里从来就不是寂静无声的，因此可以说，从生命开始的那一刻起，孩子就沉浸在了声音的世界中。首先，他会听到妈妈的心跳，因为心跳声离他很近。除此之外，他还能听见血液流淌的汩汩声、胃消化食物的咕噜声和肠子蠕动的沙沙声。

你能听见我吗?

婴儿也能听到妈妈身体外部的各种声音。外界的声音有些模糊，因为它要穿过妈妈的肚皮和子宫壁。外界的声音会发生变调，因为它要透过浸润着婴儿的羊水。但是，婴儿在出生后可以准确辨别出妈妈的声音！他也很想听听爸爸和其他兄弟姐妹的声音。所以，快去试着和你未出世的弟弟妹妹说说话，这样他就会在出生后把你当好朋友对待。

一片嘈杂!

婴儿还会对突发的巨响作出反应——比如刺耳的尖叫声、用力的摔门声和摩托的轰鸣声。他们首先会惊呆片刻，然后剧烈地在妈妈的肚子里翻滚。

最初的记忆

婴儿在出生前不仅会听到不同的声音，还会记住这些声音，并喜欢上这些声音。除此之外，宝宝出生之前在妈妈肚子里听到的那些声音还具有镇静作用。即便在出生后，类似的声音也能使他们平静下来。这也证明婴儿会对出生之前的世界留有一些印象。

有趣的事儿

把哭闹中的宝宝抱到发动起来的汽车上（引擎的轰鸣声和妈妈血液的流淌声很像），放在滴答声很大的钟表旁（模仿妈妈的心跳），或是在他的耳边播放心跳的录音，这些都是哄宝宝的有效方法。

是引擎的轰鸣，而非催眠的曲子

以前有一个住在机场附近的孕妇，她在家里就能听见飞机起降的轰鸣声。后来大家发现，她家宝宝竟然在机场附近最安静，而不是在被妈妈用婴儿车推着，在幽美的公园散步的时候。原来，能哄这个小家伙入睡的声音是他出生之前就熟悉的声音，即使这声音听上去并不柔和。

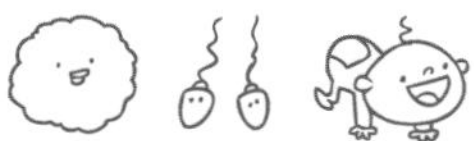

让我们听听莫扎特

研究人员已经注意到，孩子在出生之前对音乐十分敏感。他们能够感知，并记住节奏和旋律。如果妈妈在怀孕期间经常听一些自己喜欢的曲子，那么她的宝宝也会爱上这些歌曲，出生之后更是会对它们产生积极的回应。有人说，莫扎特的曲子或者其他柔和且有律动感的轻音乐是最好的胎教音乐。

无用武之地的“味蕾”

到了孕中期的时候，宝宝将拥有非常发达的味觉——比之后的任何时候都要发达！他们的嘴巴里有着数量多到让人难以置信的味蕾，不仅分布在舌头上（就像我们一样），而且分布在他们的上颌、喉咙和脸颊内侧。但大多数的味蕾会渐渐消失。遗憾的是，妈妈肚子里的胎儿没法品尝到外界的美味佳肴，真可谓“英雄”无用武之地呀！

重要的一课

和还没出生的婴儿一起“说说话”是件很有意义的事儿！就算他不懂人类的语言也没关系。听听语调同样能为他之后学习说话做些准备。人们发现，如果妈妈沉默寡言，那么她的孩子开始说话的时间会比较晚，学会说话也比较困难，哪怕孩子出生后和一群会说话的人朝夕相处。

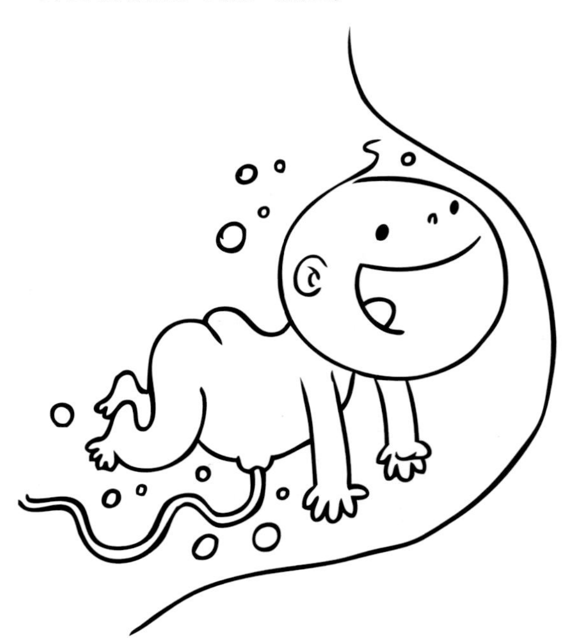

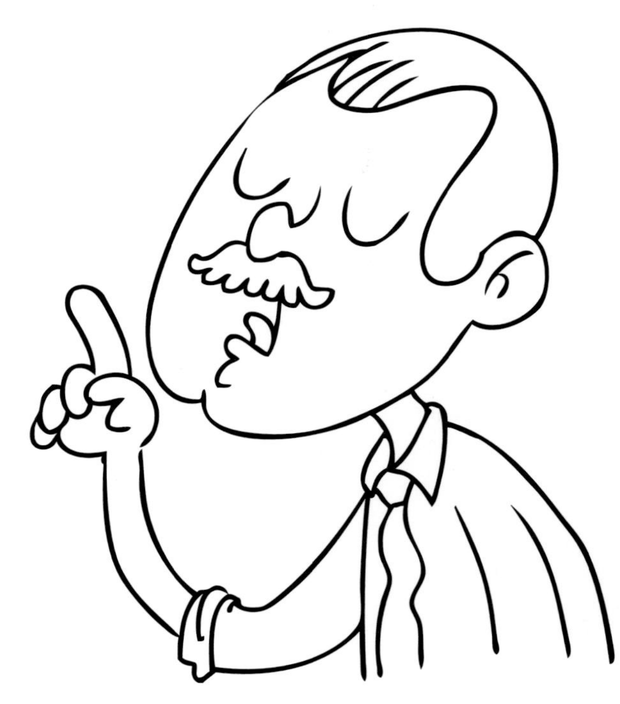

宝宝会在肚子里睡觉吗？

是的。出生之前的宝宝有着很明显的睡眠和活跃时段。睡觉的时候他们很少动，醒来睁眼后会变得活泼好动。科学家们发现，在妈妈的肚子里发育了半年后，宝宝睡觉时的脑电波已经显示做梦的特征了。也就是说，当还在妈妈肚子里的时候，宝宝就会做梦了！

他会梦到什么？

很难猜到出生之前的宝宝能梦到什么。毕竟小家伙们缺少做梦的素材。但在他们睡觉的时候，大脑会整理并记录小宝宝在活跃状态下的种种印象（也就是他们在肚子里听到的、看到的和感受到的东西）。

几个真相

- 10周大的胎儿发育出了眼睛，并且能够感受视觉刺激。
- 虽然眼睛出现了，但胎儿依然是闭着眼睛的，这种状况要持续4个月。
- 不要以为肚子里的胎儿什么也看不见。强光可以穿过闭合的眼睑到达胎儿的眼睛。
- 从孕期的第30周开始，胎儿就能够经常睁眼和眨眼了。
- 子宫的内部非常明亮。当妈妈在阳光明媚的日子里穿着轻薄的衣服，或是站在强光下时，胎儿就可以看到一道温暖的浅红色光线，就像你并拢手指盖着眼睛看太阳一样。

玩味一下

他会感到疼痛吗？

以前的人们认为胎儿对疼痛并不敏感，因为他们的神经系统尚不发达。但这不是真的！很多证据表明，几周大的胎儿能够感受到绝大部分的触觉刺激。胎儿还能抓住脐带，抚摸装着他的“气球”壁。当有了足够长的手臂时，他还能触碰自己的脸颊和双腿，或者吮吸自己的手指。

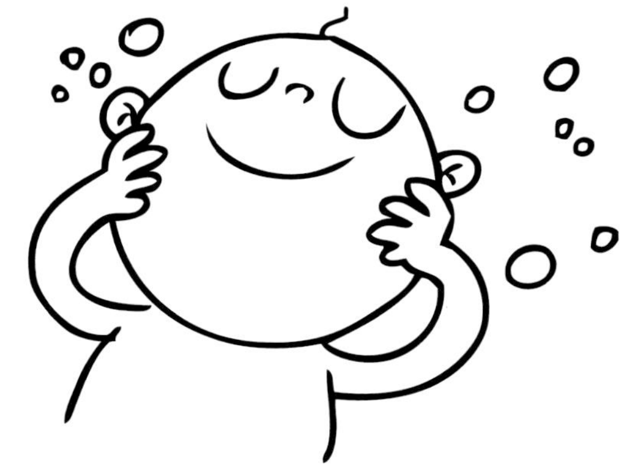

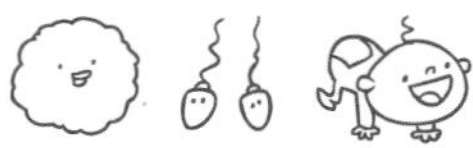

为什么宝宝长得像外星人？

外星人

出生才几天的宝宝，其模样可能会让你大吃一惊。他们长得很像外星人：大大的光头、短短的脖子、长长的躯干、圆圆的肚子、瘦瘦的胳膊和短短的双腿（腿还是弯的！）。

别担心！你的弟弟妹妹都很好。虽然他们可能要过好长一段时间才能跟你一起踢足球，但事情总会向好的方向发展。他们一天变一个样，慢慢不再长得像个外星人，也和你长得越来越像。

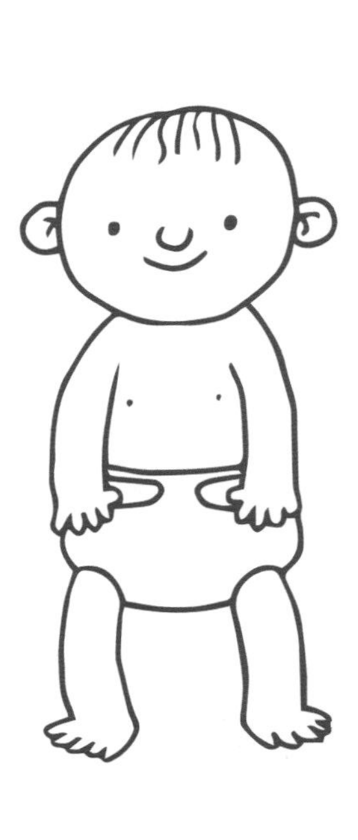

婴儿

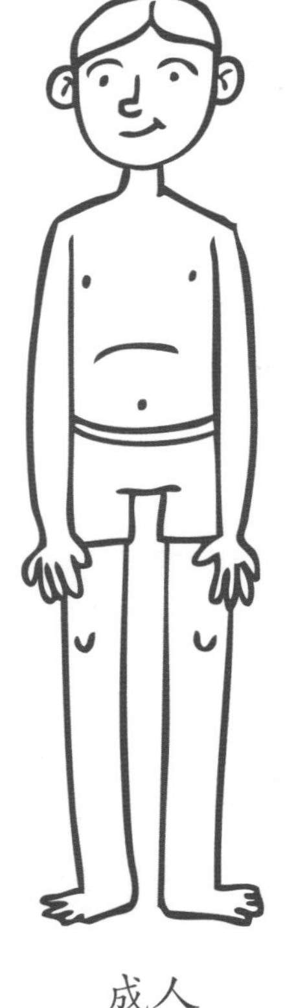

成人

有趣的事儿

与平时说话的语调不同，大人们总会用更尖细的声音和小孩对话。可为什么我们要这样做呢？也许我们自己也没有意识到，这样做确实是正确的。小孩子能听到较高的音调，因此这样说出来的话能够更好吸引他们的注意力。

两倍大的脑壳

婴儿的头很大，其长度是他身体长度的1/4。而对于成年人来说，头的长度仅仅是身高的1/8。因此，可以说婴儿的头身比例是成人的两倍。婴儿的头围比胸围也要大几厘米。如果你也是这样的身材比例，那么就可以从下面脱掉T恤——就像脱裤子那样。

宝宝那令人怜惜的小脸蛋

婴儿有着胖乎乎的脸颊、高高鼓起的额头、小巧的鼻子和下巴，以及一双圆滚滚的大眼睛。这样的长相不仅哄得父母把他们捧在手心里，也能激起他人的同情与关爱。

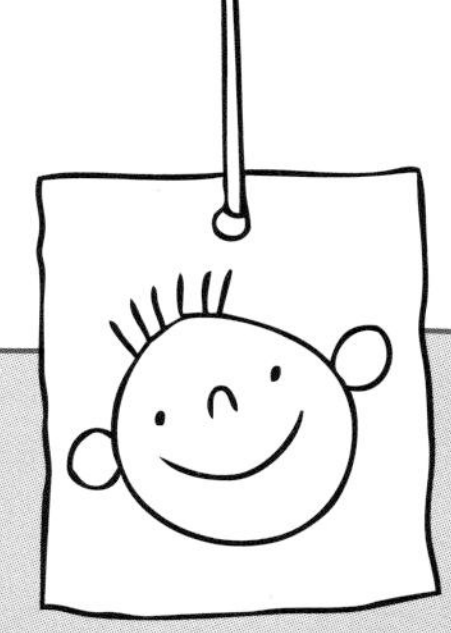

最有趣的人脸

科学家们发现，婴儿喜欢看类似人脸的形状！所以，比起五颜六色的拨浪鼓和毛绒公仔，在纸板和气球上用粗马克笔画出眼睛、鼻子和微笑是婴儿床挂饰的更佳选择。

穿靴子的猫

为什么我们不仅会对人类幼崽，而且会对其他哺乳动物的幼崽（比如小猫小狗）产生怜爱之情？科学家们对此展开了调查。小猫小狗的长相符合上文描述的大部分特征。除此之外，小动物还又软又萌。因此我们喜欢将它们抱在怀里轻轻抚摸，心里还想着最好是能把它们带回家去。你还记得《怪物史莱克》里的那只穿靴子的猫吗？它的脸庞就像极了小宝宝，对吧？

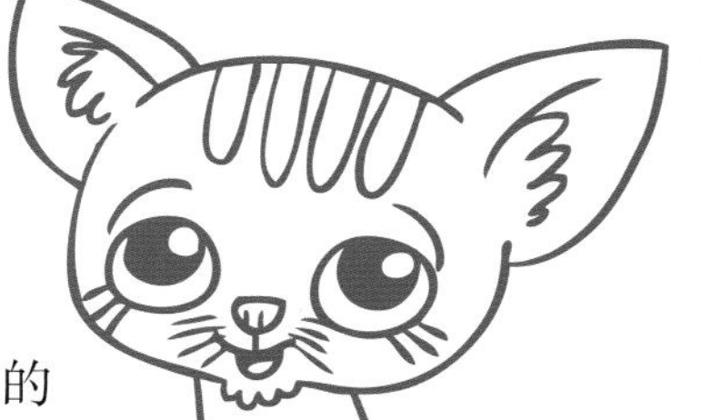

几个真相

- 白人婴儿出生时往往有蓝色或灰色的眼睛。黑人、西班牙裔和亚裔婴儿通常有棕色或黑色的眼睛。
- 即使爸爸妈妈的眼睛都是棕色的，婴儿也可能拥有蓝色的眼睛！
- 婴儿眼睛的颜色大约在他们6到9个月大的时候开始变化，但眼睛的颜色最终要到三四岁才能确定下来。
- 眼睛最终的颜色取决于虹膜细胞产生了多少黑色素，而这个性状又取决于父母的基因。

图案还是颜色？

婴儿车和婴儿床上总是挂着五颜六色的玩具。在我们看来，鲜艳的色彩就是吸引孩子的元素（尤其是红色）。但事实证明，婴儿的注意力会被大而显眼的黑白图案吸引。蜗牛、波浪、黑色的圈圈和Z字形的图案会比没有图案的鲜艳色彩更具吸引力。

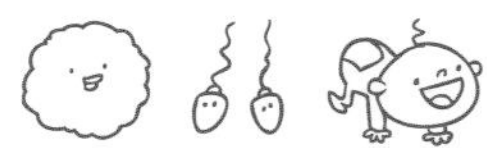

为什么宝宝那么能哭能睡？

宝宝一直哭，说明他不舒服吗？

婴儿通过哭闹的方式向外界表明他的需求。小宝宝不会说“我饿了”“我冷了”“我肚子疼”“我想睡觉”“我好无聊”……他也无法通过其他方式提出要求，例如，“我需要人来照顾”。在学会讲话之前，他只能通过哭喊叫来母亲。因为不同的需求只能用一种方式表达出来，所以婴儿一天要哭闹上好几次。健康的婴儿每天要哭1至3个小时。而妈妈需要学会迅速解码，弄清楚孩子哭闹的原委。

是哭泣还是哭闹？

新生儿哭泣确实比哭闹要少得多。刚刚出生的那几周里，婴儿的泪腺还没开始工作，所以他们哭泣的时候是不会掉眼泪的。

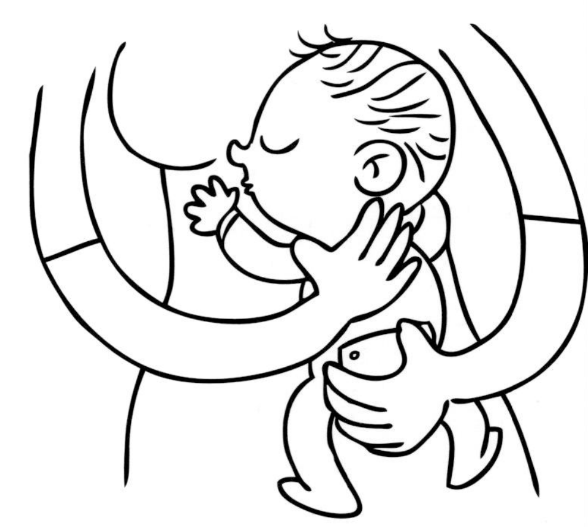

尽可能地贴近心脏

有趣的是，当小宝宝哭泣的时候，所有的妈妈都会尽可能地抱着他贴近自己的心脏，无论她们是左撇子还是右撇子。我们通常不能理解这种行为。其实，心跳是每个人最早认识的声音之一——早在妈妈肚子里的时候就听过。出生之后，这种声音便有了镇静的作用，能给人带来安全感。当哭泣的宝宝听见妈妈的心跳时，他就能很快平静下来。

有趣的事儿

每个妈妈都拥有超能力：从宝宝出生的第一天起，她就能分辨出自己孩子与其他孩子哭声的不同。只要宝宝开口，即便是在充斥着新生儿哭声的医院大厅，妈妈也能即刻听出自己宝宝的声音。

为什么婴儿的觉那么多？

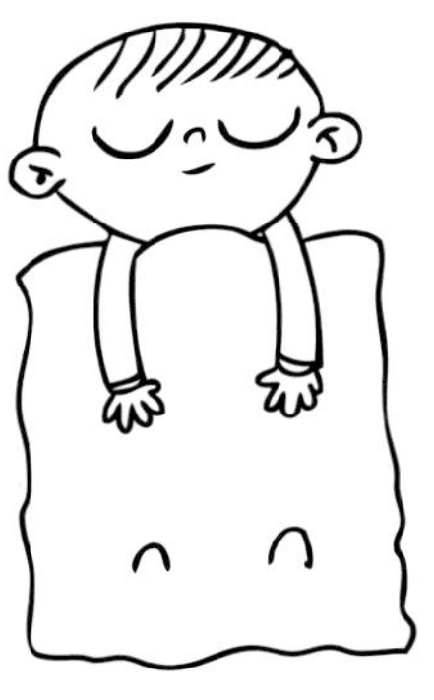

刚出生的小孩尚不具备成熟的神经系统和感觉器官，比如说大脑——新生儿的大脑和你的大脑相比是很不发达的。但从另一方面说，他的学习速度又很快，因为有大量的新信息在对他进行“轰炸”。对于新生儿来说，一切都是崭新的。

婴儿会记住环境的不同特征：新的面孔、图像、声音、气味等等，并试图发现与理解其中的规则。每天从外界获取的海量信息都必须在大脑中进行整理，而这一切都发生在他们睡觉的时候。

睡的时候比醒的时候多

婴儿一天需要十几个小时的睡眠，因为大脑接收外界信息的工作过于辛苦，确实也需要一些休息。孩子越大，所需的睡眠越少。不管怎样，任何年龄阶段的人都应该保证充足的睡眠。

几个真相

- 与醒着的时候相比，婴儿在睡觉的时候成长得更快。这是因为大脑在睡觉的时候会产生更多的生长激素——一种在生长过程中起引导作用的物质。
- 婴儿成长得很快，因此他们需要大量的睡眠。但也不能太过简单地理解这句话的含义，并不是你从今天开始多睡一会儿就能长成个巨人！
- 睡眠好、休息好的人会有更好的情绪，能更轻松地学习，也能更快地对事物作出反应。这条规律适用于每个人，不论年龄的大小。

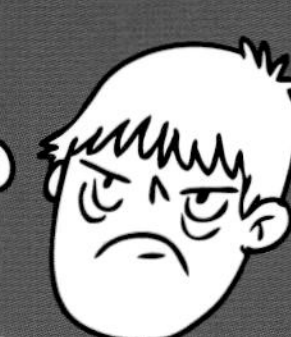

孩子和大人需要多少睡眠？

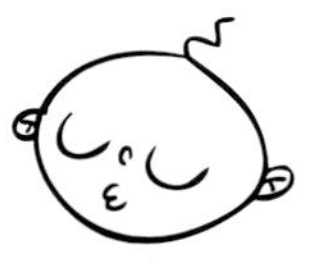

新生儿
14至17小时

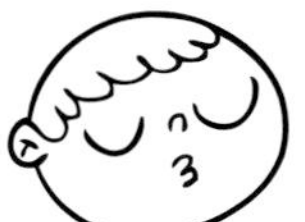

婴儿
（1岁）12至15小时

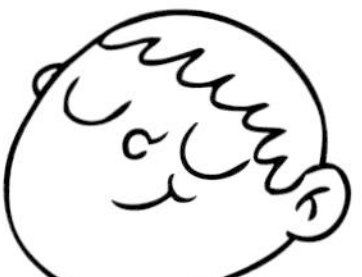

幼儿
（2至3岁）10至13小时

学龄前儿童
10至13小时

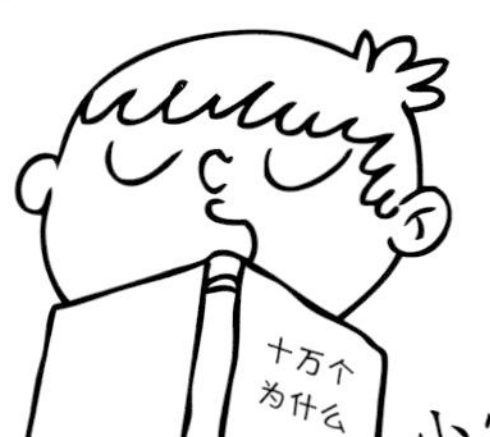

小学生
9至11小时

青少年
8至10小时

成年人
7至9小时

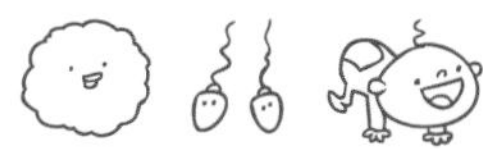

婴儿可以做什么？

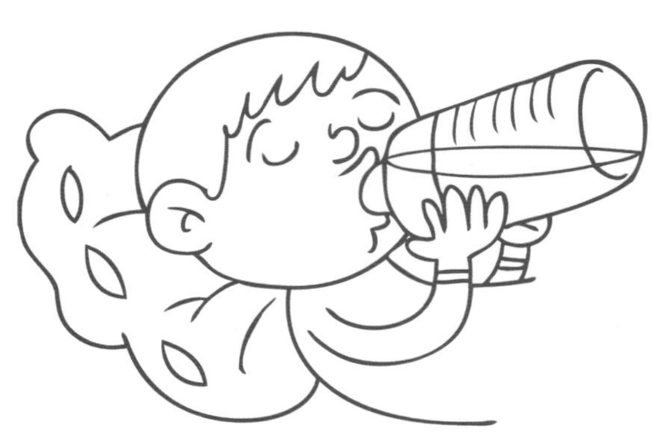

为什么婴儿和我们如此不同？

实际上，出生不久的宝宝在长相和行为上跟你、你的朋友或你的父母都有所不同。他们没有牙齿，也几乎没有头发，不能说话、坐立或者走路，不会在桌边吃饭，也不知道如何使用厕所。为什么和我们比起来，婴儿这也不行那也不行呢？我们得记住一点，那就是婴儿从一个单细胞到呱呱坠地只用了仅仅9个月的时间，也就是一个学年那么长。难怪这个小生命没有做好独立生活的准备，毕竟他不够成熟，肌肉也没有力量，对世界更是缺乏了解。

小小哺乳动物

人是哺乳动物，也就是说，人类的后代在出生之后要用母乳来喂养。今天，有些婴儿并没有用母乳喂养，而是吃瓶装奶长大。但所有的婴儿都是天生的哺乳者——就跟小猫、小狗、小马、小老鼠、小海豚、小刺猬等哺乳动物一样。不需要爸爸妈妈教，每只小哺乳动物生下来就会吮吸奶水。如果谁还需要时间去学习这项技能，那它可能在学会之前就饿死了！

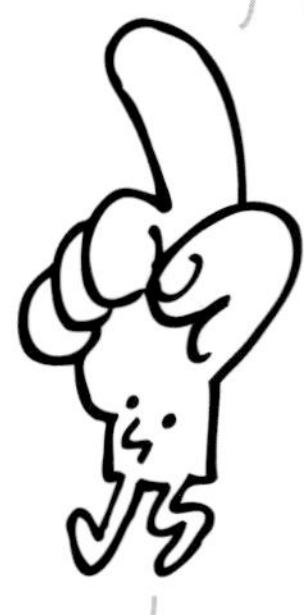

婴儿还没有做好独立生活的准备。他们日日夜夜都需要父母的照顾。但好消息是，婴儿变得很快，学习速度也十分惊人。因此，几年后的他也会变得像你那样聪明、机智又能干！

玩味一下

什么是本能？

本能是与生俱来的完成某些复杂行为的能力，它能让某个人或某个物种得以生存。我们并不需要学习这些行为，因为我们生来就会，比如说睡觉或进食。这些行为基于简单的神经反射。（请翻到第64页，阅读“像小猴子一样握紧小手”的相关内容）同一物种的生物有着相同的本能。

聪明的动物

与生俱来的能力不只是人类的特权，所有动物都有自己天生的本领。鸟儿生来就会筑巢和喂崽，小鸭小鹅生来就能游泳和潜水——没有谁教过它们这些。如果幼崽出生的时候没有这些本领，它根本就无法存活下去。

从娘胎里带出来的

你有没有听过这句俗语——从娘胎里带出来的？比如，我们在谈论某个人的时候会说："他唱歌真好听——这种音乐才能是从娘胎里带出来的。"这句话的意思是，一个人从小就有某种技能或优势，他并没有刻意去学，而是一出生就自带这种天赋。

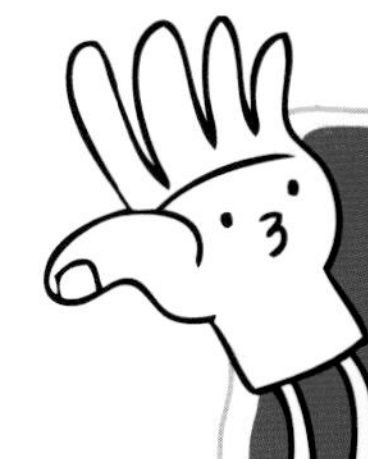

几个真相

- 新生儿指的是从出生到满月这么大的孩子，婴儿指的是周岁大的孩子。
- 宝宝的运动能力在出生后的头一年里发育得很快：他将依次学会抬头、翻身、坐立、爬行（手脚并用地移动身体）、起身和自己走路。
- 孩子很早就能理解词语，但学会发音要更晚一些。一岁大的孩子已经可以和周围的人积极互动了。他们大概可以听懂200个单词，并能说出几个简单的词语。
- 如果一个人获取新信息、学习新技能的速度能像婴儿那么快，那么他在小学阶段的智商就能比同龄人高出很多。

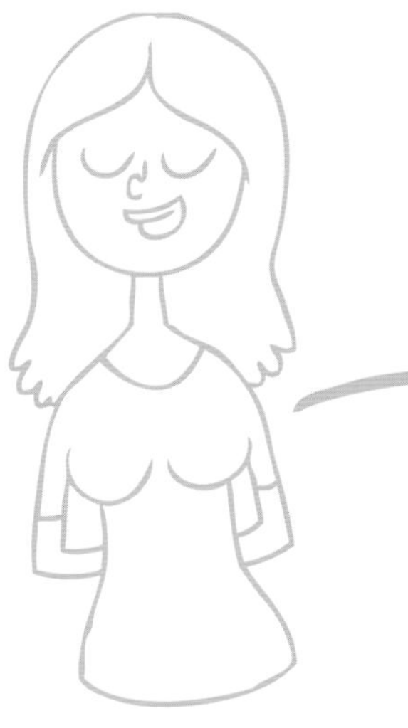

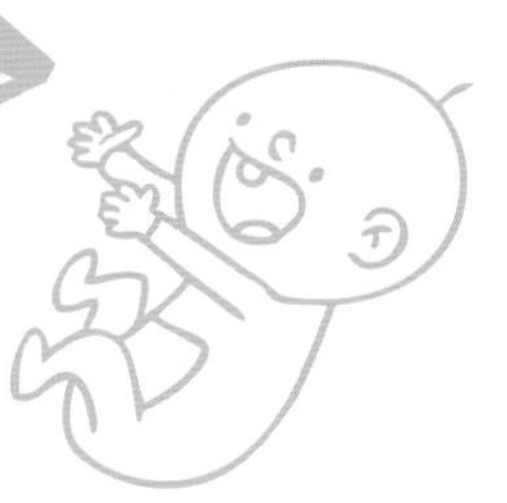

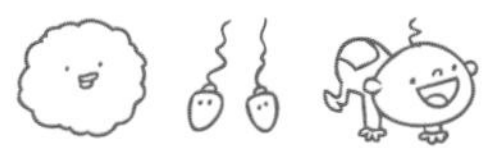

新生儿为什么会有反射？

一种重要的天资

新生儿呱呱坠地，虽然对周围的一切一无所知，但上天同时赋予了他“新生儿反射”的能力。这是一种对不同刺激作出适当反应的方式，具有先天性和无意识性。由于新生儿反射的存在，婴儿能够对变化快速做出反应，更好地存活下来。（请翻到第62页，阅读“婴儿可以做什么？”的相关内容。）例如，小宝宝在饥饿的时候能够本能地觅食充饥。

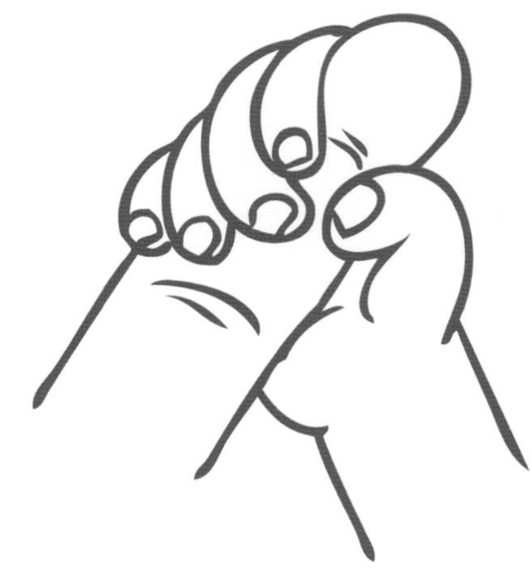

像小猴子一样握紧小手

如果爸爸妈妈把食指放进新生儿的手掌心，宝宝会迅速握紧手指将它牢牢抓住。父母甚至可以用两根手指分别牵着宝宝的两只小手把宝宝提起来。这时的宝宝就像小猴子挂在树枝上一样！如果给他的是一根绳子，他就会像登山者那样用手指紧紧抓住绳索。这便是“抓握反射”。

“返祖”行为

除了能够产生维持生存必需的重要反射，婴儿还能够产生一些不重要的反射。我们从动物祖先那儿继承来了这类反射。它们的作用只是提醒人类记住自己遥远的过去。抓握反射就是其中的一个例子。因此，除了体内存在的退化器官，我们还拥有“返祖”行为。

有趣的事儿

人类新生儿的抓握反射和小猴子的差不多。当猴子妈妈走路、跑步或者爬树的时候，小猴子都会紧紧抓着妈妈不放。

不挨饿——多亏了反射

进食是一项复杂的活动，吃东西的时候需要十几块肌肉协同工作。幸运的是，我们不需要像学骑单车一样学习如何进食。这是为什么呢？因为每个婴儿天生就拥有某些反射，会自主觅食、吮吸和吞咽。

还不是时候

当婴儿肚子饱饱的时候，你用奶嘴触碰他的嘴角，他可能没有什么反应，不会产生觅食反射。这是因为进食的本能需求已被满足，婴儿失去了对食物的兴趣。

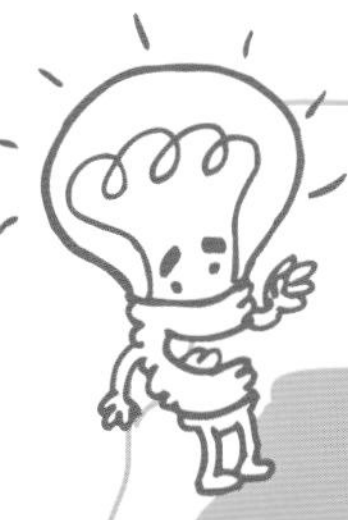

宝宝进食的详细过程

觅食反射——当你轻轻地去触碰饥饿的新生儿的脸颊，他会迅速把头转向我们触碰的这一侧，张开嘴巴，动动嘴唇，舔舔舌头，准备吮吸——这样的反射能让婴儿在嘴巴附近寻找食物。

吸吮反射——当妈妈把乳头或者当你把奶嘴或指尖（必须要提前洗干净！）放进宝宝嘴里的时候，他们就会开始积极主动地吸吮——这样的反射能让婴儿吃进流质食物。

吞咽反射——如果瓶子的奶嘴或者妈妈的乳头开始流出奶水，婴儿就会开始有节奏地进行吞咽。这样一来，奶水就能从口腔流向食道，再从食道流进胃里，最后消除婴儿的饥饿感。

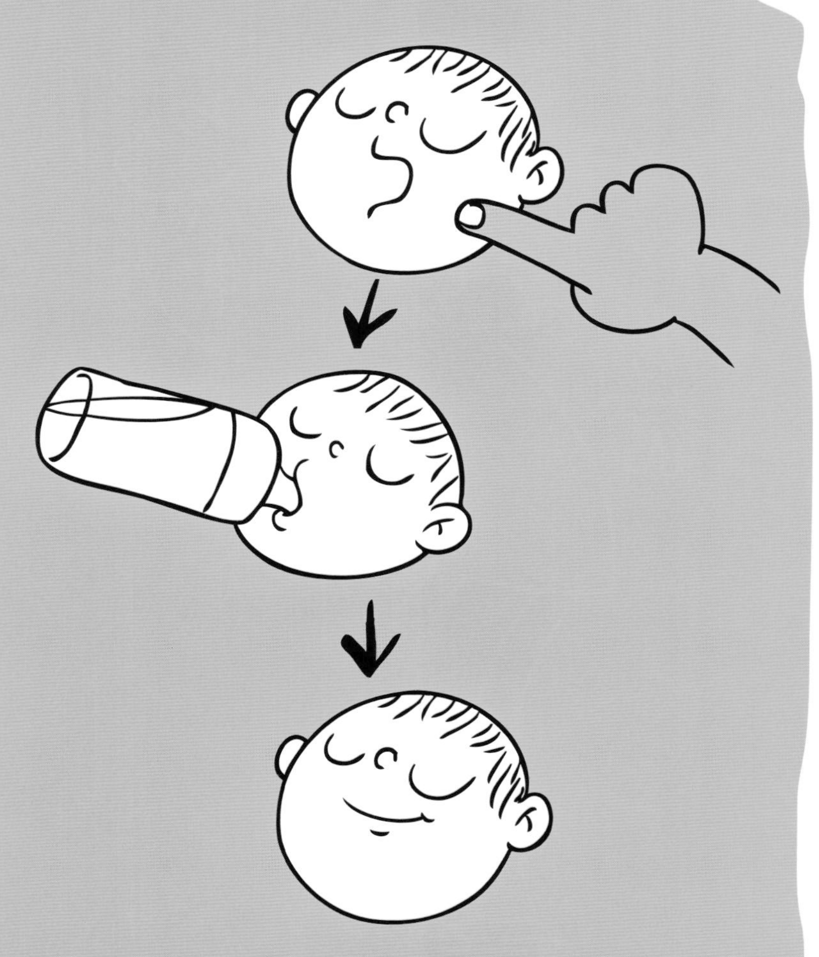

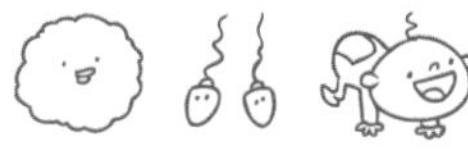

为什么会吃饭胜过了会走路?

宝宝一出生就知道如何充饥。虽然不知道用勺子或者叉子吃饭，但他总能为了快快长大而吃得又饱又好。为什么宝宝天生会吃饭而不是天生会走路呢？答案其实很简单：因为进食能力对婴儿维持生存至关重要，而行走能力在此时还不是他们的第一需要。

反射的消失

大多数反射在宝宝刚出生的那段时间是非常重要的，但随着时间的推移，这些反射将逐渐消失。这一过程会持续几个月的时间。因为宝宝积累了越来越多的经验，懂得了越来越丰富的知识，学到了越来越具体的行为方式，所以反射的必要性逐渐减弱，最终消失。在这之后，反射将被有意识的反应和行为替代。

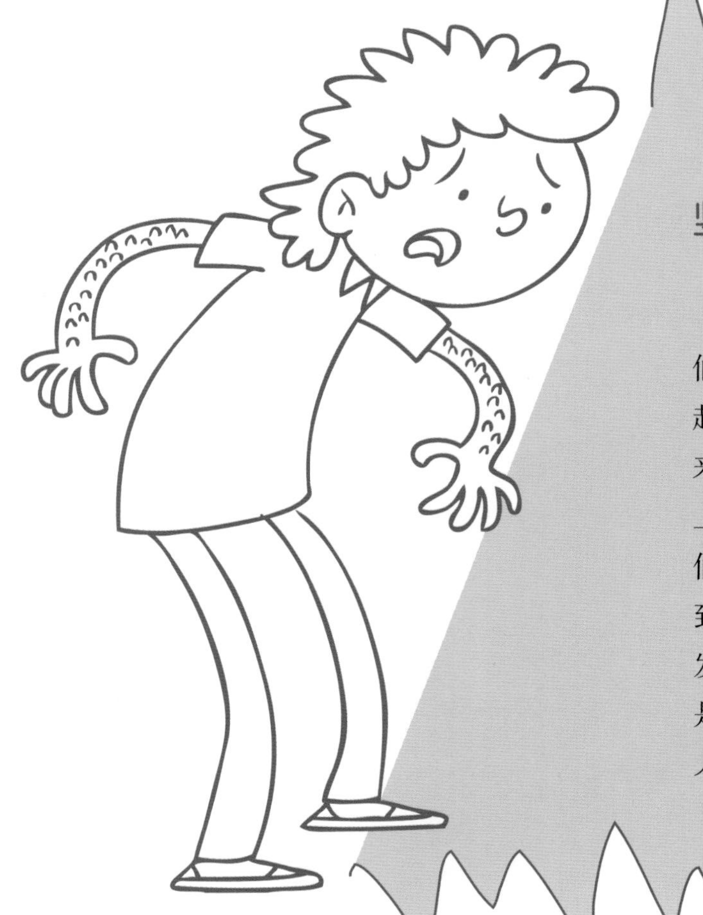

竖起的毛发

起鸡皮疙瘩也是一种反射。这并不取决于我们的意愿。当感到寒冷或者害怕的时候，我们就会起鸡皮疙瘩，也就是身上的寒毛会不由自主地立起来。这种反射来自远古时代，那时我们祖先的身体上还覆盖着浓密的毛发。当毛发立起来的时候，他们看起来更大更凶狠，这样可以吓走敌人，还能起到保暖的作用。现在，我们的皮肤上已经没有了毛发，但这种反射却依旧存在。因此，体表的寒毛就是一种退化器官，而寒毛竖起的这种反射——就是人类远古时期的遗留物。

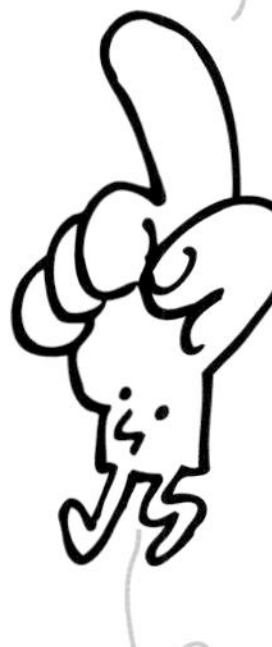

有趣的事儿

寒毛竖起的这种反射（也就是起鸡皮疙瘩）并不是典型的婴儿反射。它不仅发生在婴儿时期，人一生中的任何时刻都有可能发生。它并不会随着人的年龄增长而消失。

小小泳者

宝宝在妈妈肚子里的时候一直浸在羊水之中。难怪出生之后的他也能舒服地待在水里。他们在水中的闭气反射能延续到出生后的第6个月。因此，宝宝是天生的潜水员！现在，婴儿游泳课程十分火爆——半岁之前的宝宝，其“潜水员反射”还没有消失，把他们送去游泳还是挺值得的。

怕我！

如果想了解鸡皮疙瘩和威慑敌人之间有什么共同之处，看看狭路相逢、四目相对的猫咪就够了。比如当一只公猫遇见了另一只公猫时，它会隆起背并且炸毛，尾巴也会变成蓬松穗子的模样，这样能让自己看起来更强大更凶狠。而它所做的一切都是为了吓退对面的攻击者。害怕时起的鸡皮疙瘩就是寒毛竖起反射在我们的身体里留下的那一点点痕迹。

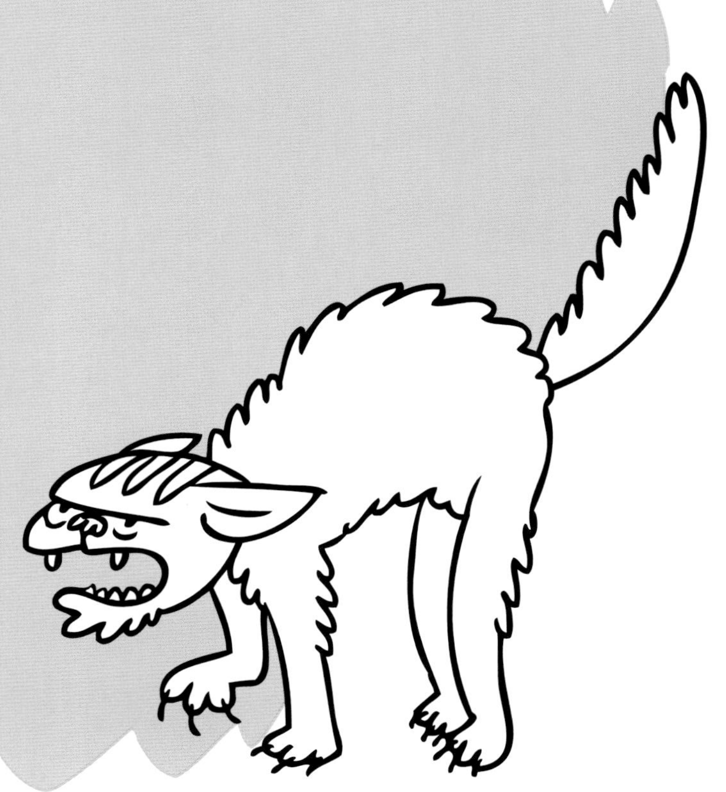

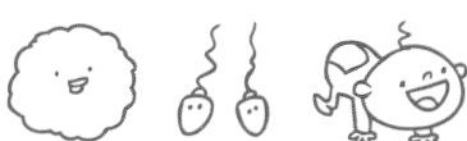

我们的身体中隐藏着祖先的哪些记号？

退化器官——祖先的遗留物

退化器官是指祖先们拥有，但现在只留下残迹的器官。人们只能发现它们和原器官之间一点微弱的联系。通常来说，退化器官已经无法执行原器官的功能。

方向盘不是汽车

一个齿轮或单单一个方向盘既不能发动一辆小汽车，也不能使人联想到一辆小汽车。它们只是汽车的一个标志性物件。因此，它们只能被看作是汽车的零件。

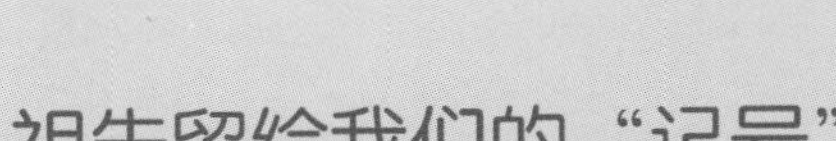

祖先留给我们的“记号”

人类是其他动物的近亲，相互存在着许多共同之处。我们体内的某些遗留物就能证明这种关系。人体里的几个退化器官就是祖先留给我们的“记号”。

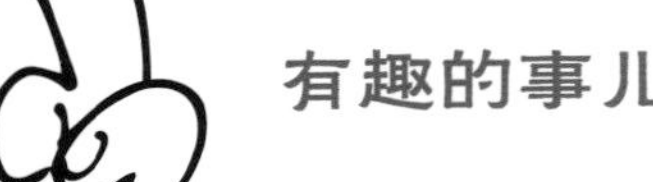

有趣的事儿

有些器官在其他物种体内十分发达，因为在那儿它们发挥着重要的作用，但在人体内却呈现为简化、退化的形态，因为它们在很久之前就失去了对人体的意义。阑尾、男人的乳头就是这类退化器官的典型例子。

为什么我们会有阑尾?

实际上，没有阑尾的我们也可以活下去——很多人的阑尾由于发炎被医生摘除了。阑尾炎摘除手术后的生活跟以前没什么两样。因此可以得出一个简单的结论：阑尾并不是必需的！真的是这样吗?

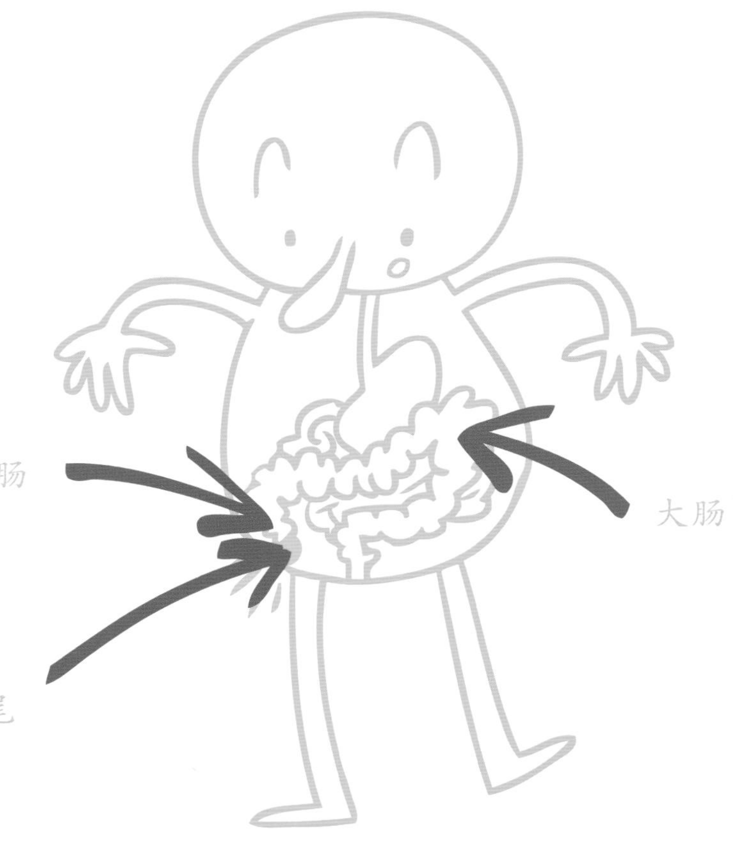

没有动物体内的那么重要

阑尾是草食性动物的重要器官，比如说兔子、松鼠和狐猴。这些动物以草、灌木叶、树叶、树枝、水果为食。它们需要细菌来帮助消化植物的坚硬部分。在这些动物长长的阑尾里就住着能够促进消化的益生菌。人类的阑尾很小。因为我们的食谱里没有树枝或干草，所以阑尾在人体中是一种退化器官。虽然它有一定的免疫功能，但没有它我们也能活下去。

什么是盲肠?

有时候人们会把阑尾称作“盲肠”，但这种称呼是错误的。盲肠不是阑尾，它是大肠开始的那一部分（见图）。阑尾是位于盲肠末端的一个长条形的管状结构，粗细和长度跟手指的一样。

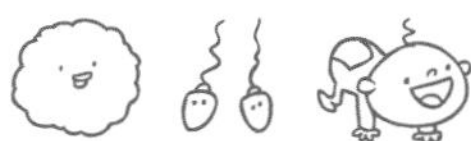

智齿会让我们更有智慧吗？

当孩子长到六七岁时，他的乳牙开始渐渐脱落，脱落的位置会长出恒牙。恒牙一共有32颗。但是最后4颗恒牙的出现要等上十几年，有时甚至要等几十年。它们通常要等到17至21岁的时候才会长出来，而这时的人们已经有了多年的知识储备，变得比儿时聪明，因此它们被称为“智齿”。但是，智齿的出现并不意味着我们自动就获得了智慧，去牙医那儿把智齿拔了的人也不会因此失去智慧。

咀嚼硬坚果

智齿是人类的退化器官。我们的祖先需要它们来咀嚼并碾碎坚硬的食物：谷物、坚果、菜根或是生肉。而我们现在吃的是经过了加工的小块的软嫩食物，28颗牙齿（其中包括8颗门牙）就已经足够用了。就算没有4颗智齿，我们也能很好地咀嚼食物。

多余的麻烦

智齿位于口腔最内侧，容易长得歪斜，积存食物残渣，不容易清洁，因此容易受到蛀牙的攻击，最终不得不拔除。总而言之，智齿的弊大于利。

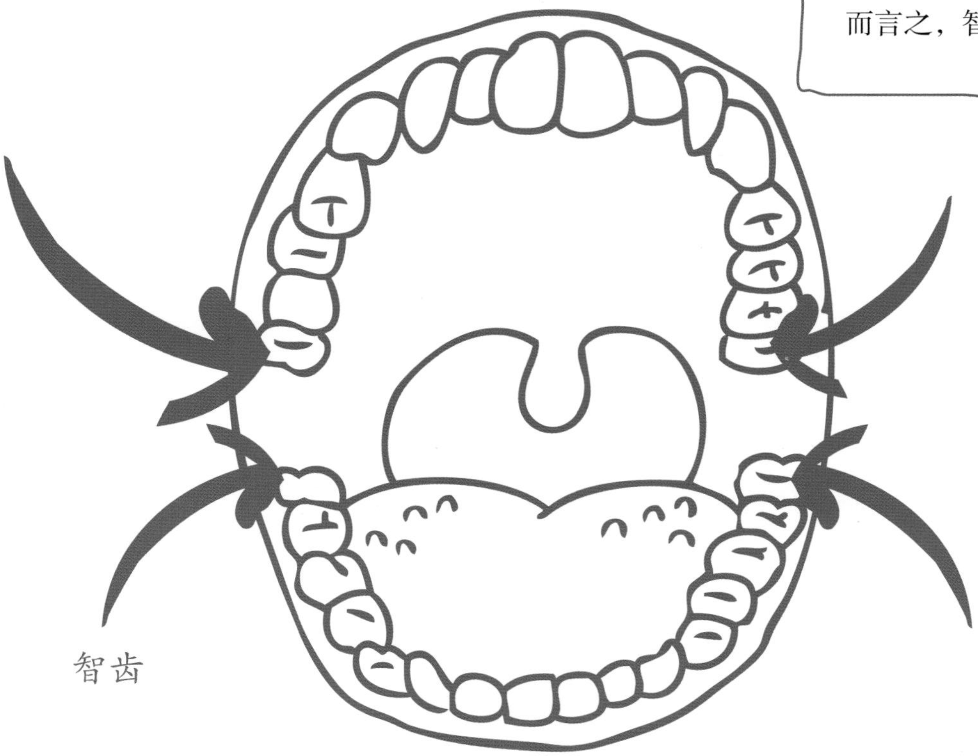

智齿

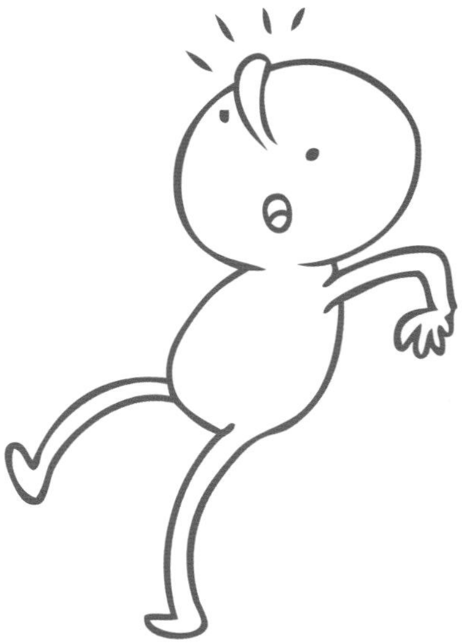

你真的有过尾巴吗?

是的，这是真的。尾巴，我们每个人在妈妈肚子里的时候都有过！以前的医生没有先进的设备，所以他们无法观察胎儿在子宫中的样子。但从B超检查问世以来，医生对胎儿有过尾巴就深信不疑了。通过B超图像人们可以清楚地知道，胎儿从第21或22天起就有了短短的尾巴，有尾巴的日子大概会持续4周。

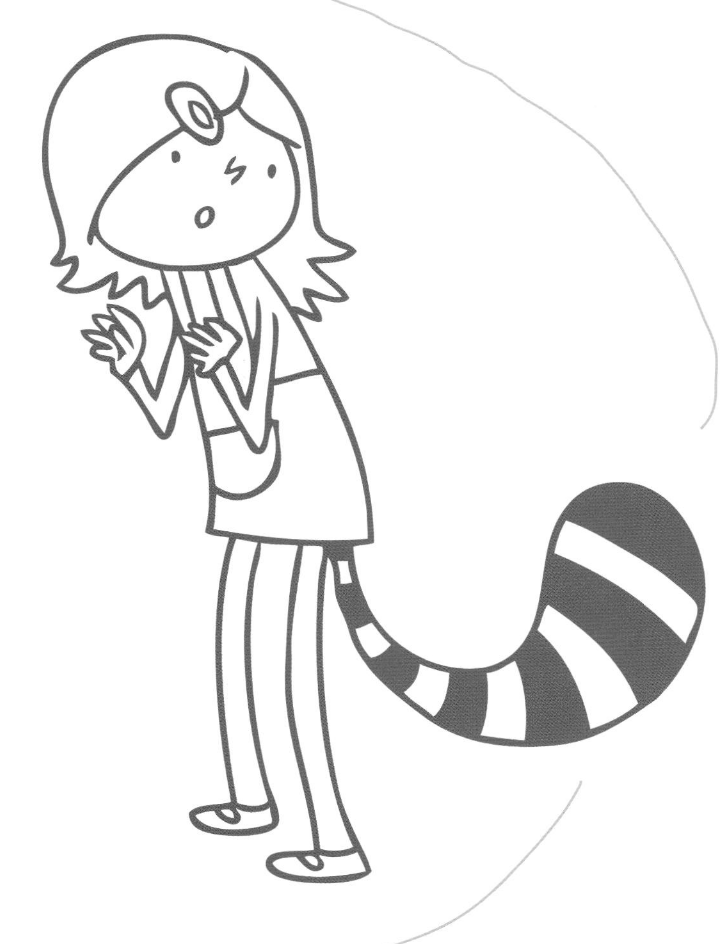

尾骨——脊柱中的退化之骨

人体脊椎的最后一节就是所谓的“尾骨”，它由3至5节尾椎融合而成。对于猿猴来说，尾巴必不可少。因为能帮助猿猴在树枝间灵活移动，所以尾巴在猿猴那里进化得十分发达。然而古猿在进化成人类后，其尾巴就成了人的尾骨。如今这块骨头已经没有任何作用——只是一个尾巴的记号，一个退化的器官。

有趣的事儿

4至7周的胎儿看起来不像人类，反而更像史前动物。他身体的形状像一弯新月，或像一只蜷缩的蜥蜴。处在这个发育阶段的人类拥有尾巴和腮裂（像鱼一样）。在这之后，尾巴和腮裂都会逐渐消失。

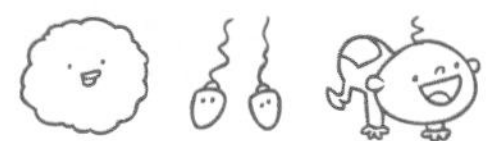

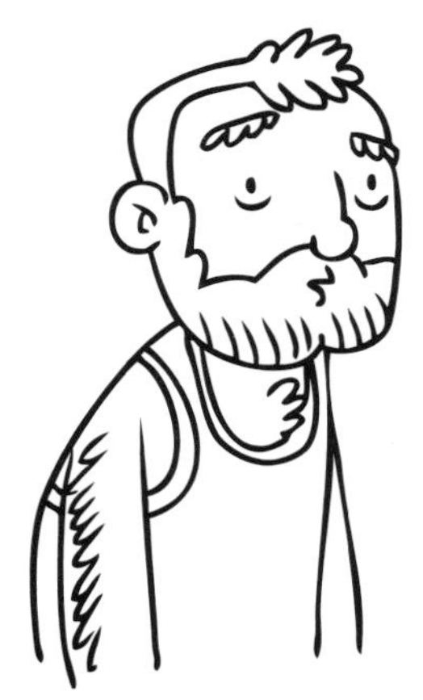

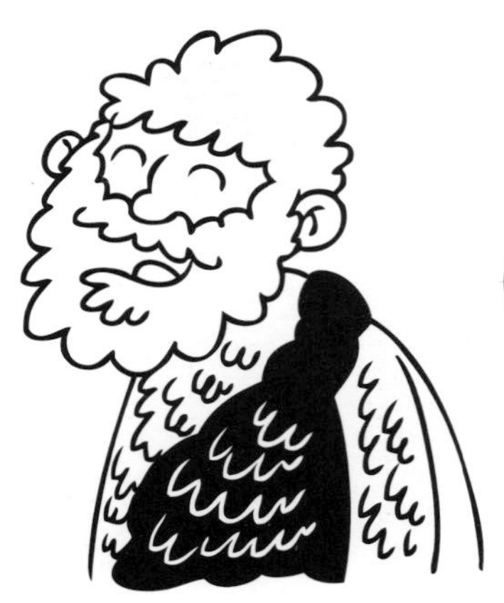

有趣的事儿

人类是所有灵长类动物中唯一裸露肌肤的物种。因此，人类也被称为“裸猿”。

赤裸的猿猴

人类的体毛也是祖先的遗留物，由覆盖在祖先身上的皮毛退化而成。女性的体毛和头发会比男性的更柔软。男性的体毛生长在面部、手臂、腿部、胸部和腹部，但与祖先浓密的毛发相比，这些都微不足道。

动动我们的耳朵

有些人可以动耳朵，但也只能稍微动一动。这是因为控制耳朵运动的肌肉是人体中的退化器官。所有人的耳朵边都有三块肌肉，但它们十分虚弱，我们通常不会像其他动物一样使用它们。其他动物的耳边也有这三块肌肉，但比我们的更强健更敏捷。有了它们，动物们就能在不动脑袋的前提下前后自如地摆动耳朵，例如小狗、小猫和兔子。

几百万年前，我们的祖先大概也有能动起来的耳朵，就像猫猫狗狗一样。

为什么男人有乳头？

毕竟男人不生孩子也不喂奶，所以他们不需要乳头。这是否意味着男人的乳头是退化器官？没错，因为无法产奶的乳头对于男性来说毫无用处。由于荷尔蒙的作用，男孩的乳房在妈妈肚子里的时候就停止了发育。

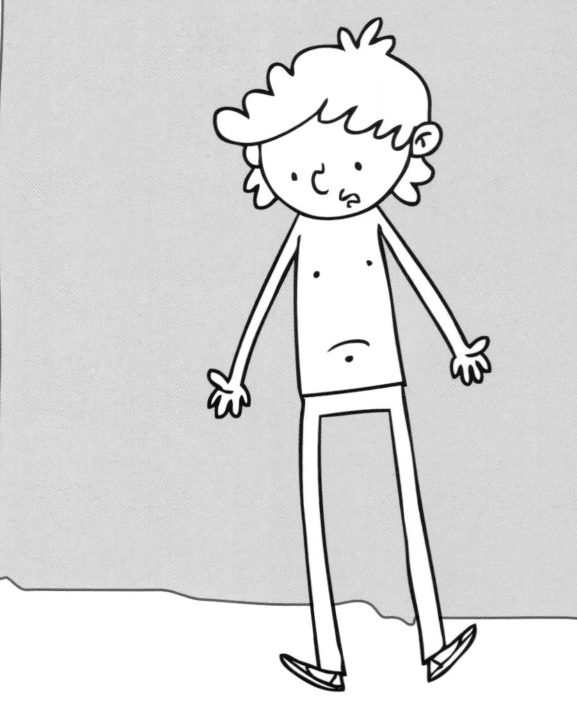

运动中的身体

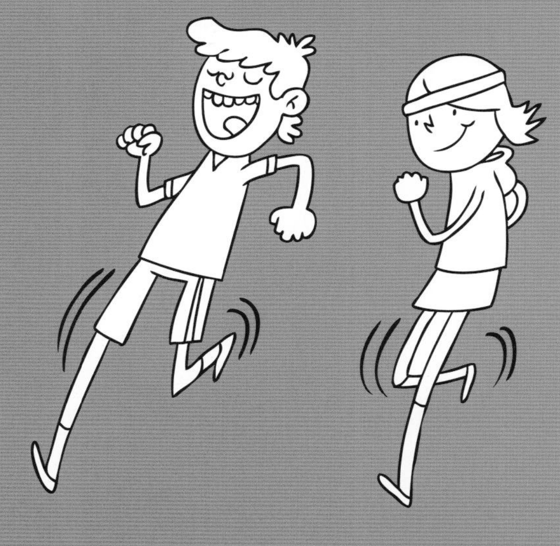

生命在于运动。我们不停行走、奔跑、工作、玩耍和锻炼。

甚至在睡觉的时候，眼珠也会在闭着的眼皮下不断转动。

如果可以看到身体的内部，我们会发现那儿的运动永不停歇：心脏在跳动，肌肉在收缩，血液在静脉和动脉中流淌，胃在消化食物时改变着自己的形状。

运动是生命的标志。大脑也是运动迷！

为什么说"大脑也是运动迷"？

学习新的动作，进行形式多样的体育锻炼，做精细的手部活动都能提升大脑运转的水平。手脚越灵活，大脑越聪明。聪明的人不会偷懒！

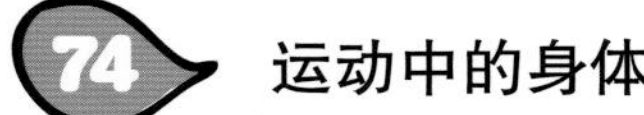
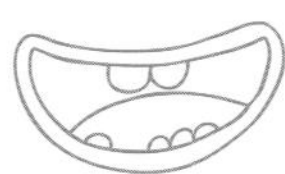
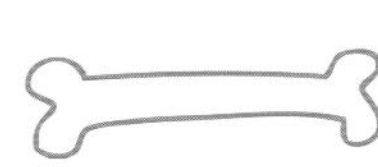
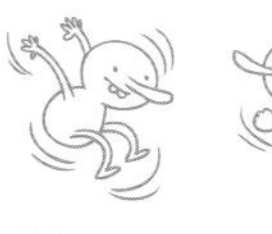
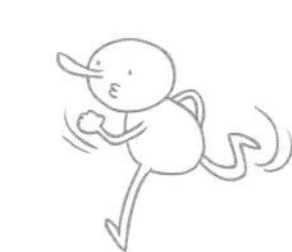

为什么需要骨骼？

坚固的可移动支架

去按按你的肚子、大腿和脸蛋。你肯定觉得身体由柔软的材料组成。其实，构成身体的还有一些坚硬的材料。我们人体中的水分，其重量超过体重的50%，那为什么我们的身体并没有像泥巴一样摊在地板上呢？每一座大型建筑（例如摩天大楼）都必须要有足以支撑它的支架，这些支架通常由金属或混凝土构成。人体就像一座大型建筑，里面也隐藏着一副坚硬的支架——它主要由骨头组成。有了骨骼的存在，我们才可以笔直地站立，也有了一定的体形。

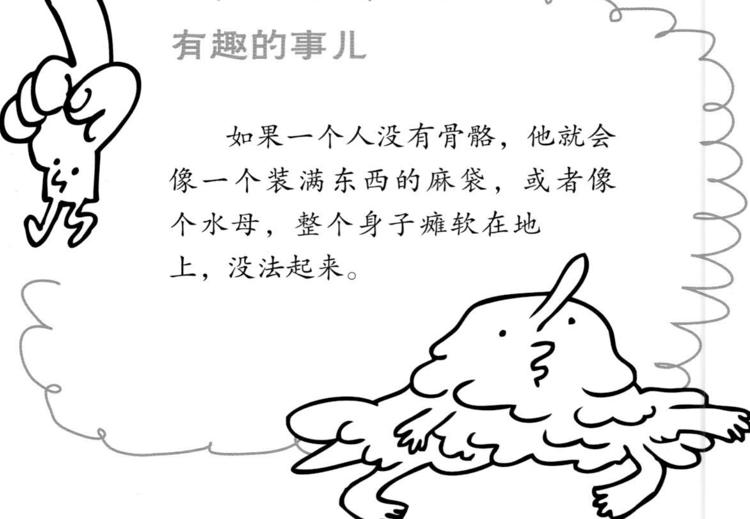

有趣的事儿

如果一个人没有骨骼，他就会像一个装满东西的麻袋，或者像个水母，整个身子瘫软在地上，没法起来。

器官的防护笼

骨骼守卫着体内的各种器官。胸腔中藏着心脏和双肺，这两个脆弱而重要的器官由12对排列密集的拱形肋骨保护着。颅骨就像一个硬罐子，里面装着人体的指挥中心——大脑。

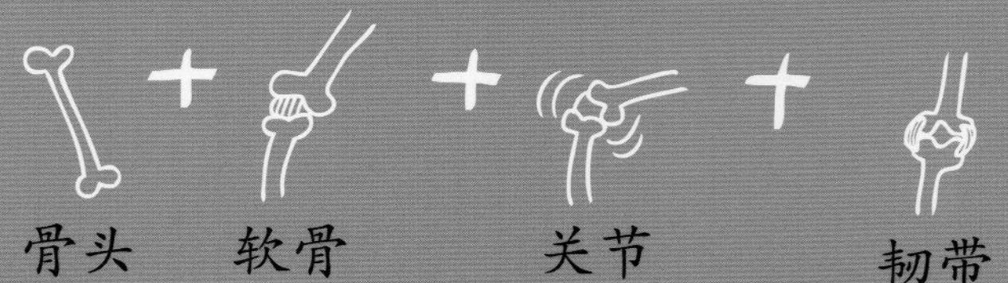

骨骼的元素

骨骼主要由骨头和软骨组成。活动的关节连接着骨头。坚固的结缔组织构成了韧带。韧带把关节和骨头连在一起，增强了整个骨骼的支撑力。

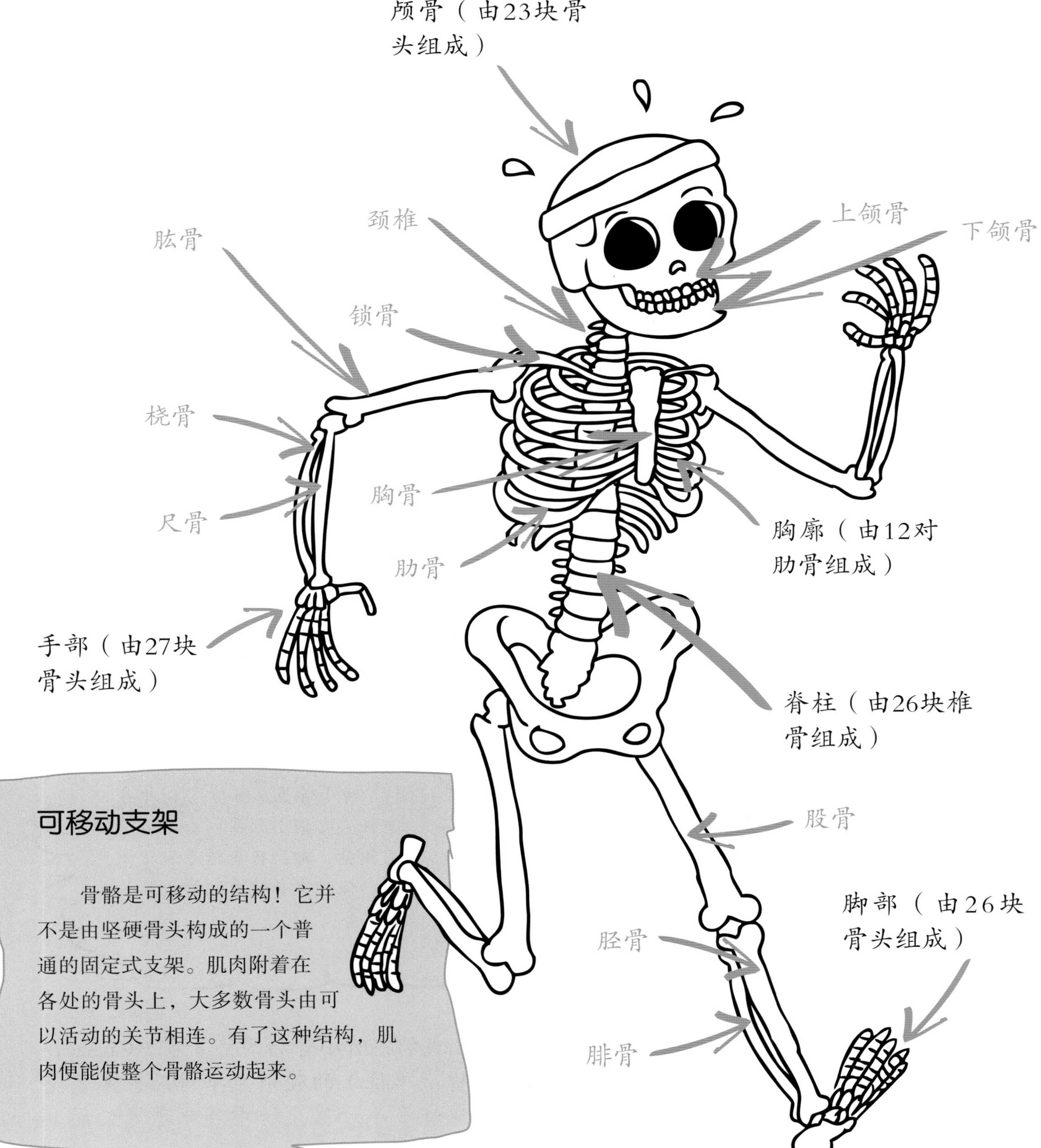

可移动支架

骨骼是可移动的结构！它并不是由坚硬骨头构成的一个普通的固定式支架。肌肉附着在各处的骨头上，大多数骨头由可以活动的关节相连。有了这种结构，肌肉便能使整个骨骼运动起来。

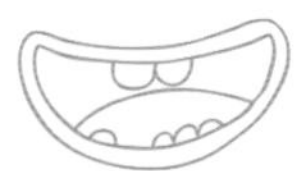
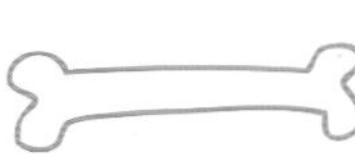
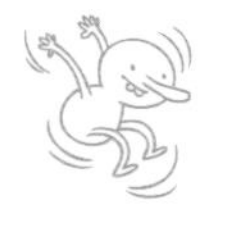
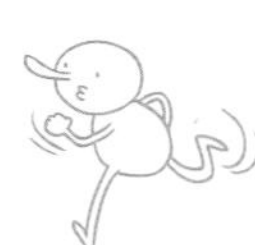

骨骼的记录

哪根骨头最大？

最大、最长、最重且最耐用的骨头是股骨。这是一根典型的长骨——骨干修长，呈长管状，骨端较宽。人体有两根股骨：左股骨和右股骨。股骨的长度相当于臀部到膝盖的距离。如果将一个人的身高除以4，就可以得出其股骨的大致长度。

如果一名男性身高180厘米，那么他的股骨有将近半米长！股骨的长度是他最小骨头（镫骨）长度的150倍。

哪块骨头最小？

最小的三块骨头是听小骨，它们各自有着有趣的名字：锤骨、砧（zhēn）骨和镫（dèng）骨。这些名字来源于骨头的形状。三小块骨头通过活动的关节相互连接，形成骨链，隐藏在头骨中的一个特殊小腔——鼓室里。每个人有两组听小骨，分别位于左右耳之中。

由三个听小骨组成的骨链总长约1厘米。听小骨中最小的是镫骨，长仅3毫米——也就只有一颗荞麦粒那么长。

有趣的事儿

听小骨虽然非常小，却身担重任。它们小到要以毫米为单位去测量，却执行着传导和放大声音，保证声音被大脑接收和识别的任务。

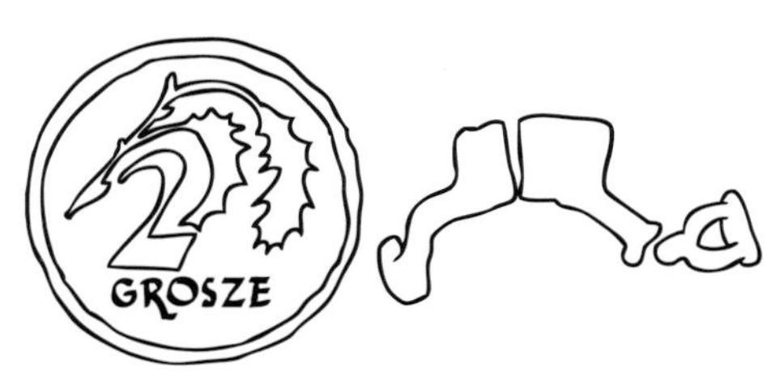

让我们把听小骨和两格罗希（Grosze，波兰货币单位）的硬币做个对比，来看看它到底有多小。医生给中耳动手术的时候必须要使用显微镜。

颅骨是一整块骨头吗?

虽然颅骨看起像个坚硬的罐子，但它并不是一整块骨头。颅骨是所有头部骨头的统称。颅骨主要由23块形状和大小不同的骨头组成。颅骨中的绝大多数骨头不能活动，不是通过关节相连，而是彼此借缝牢固联结。正是有了这种结构，颅骨十分结实耐用，为大脑提供了坚实的保护，成了大脑的天然头盔。

23

下颌骨

用来咀嚼的下颌骨

构成颅骨的骨头一般是固定的，但下颌骨是个例外。我们用它一口口咬碎食物，咀嚼、碾碎并研磨。

玩味一下

所有的动物都有骨骼吗?

不，并非所有的动物都有骨骼。

如果一种动物有着和我们相似的脊柱，体内有着和我们一样的骨骼，那它就和人类同为脊椎动物。例如狗、马、蛇、鱼、老鼠、鳄鱼、青蛙。脊椎动物拥有骨骼，骨骼隐藏于身体内部。没有脊柱的动物称为无脊椎动物。我们所知道的完全没有骨骼的无脊椎动物有蚯蚓、水蛭。很多无脊椎动物虽然没有骨头，但有贝壳或龟壳作为外部骨骼，用来保护它们柔软的身体。昆虫（例如苍蝇、蚂蚁、蝴蝶、蟑螂、瓢虫）、蜘蛛、蝎子、蜗牛、蛤蜊、龙虾、对虾、蜈蚣都属于这类动物。

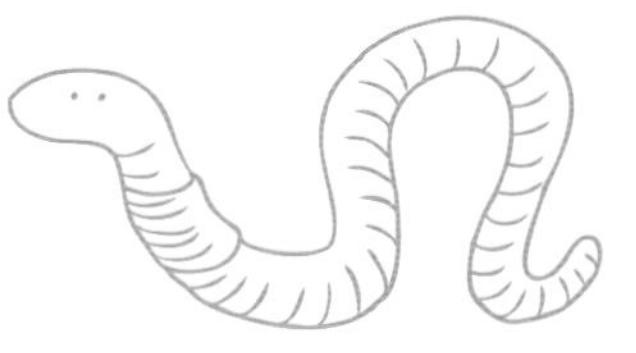
蚯蚓

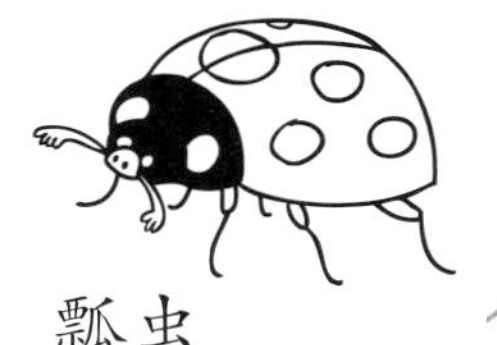
瓢虫

为什么没有人类那么大的昆虫?

昆虫是种类最多的动物。世界上每10种动物里就有七八种是昆虫。但奇怪的是，它们的体型都不大，没说错吧?

而长不大的原因恰恰就在于昆虫的外骨骼。对于小小的昆虫来说，它们身上披着的那层坚硬盔甲简直是太沉了。让我们举个例子：如果有一只虫子像猫咪那么大（更不用说像人那么大的虫子了），那它的外骨骼也必须很结实才行。但这样一来，外骨骼就会变得异常沉重，它也就没法灵活地移动和觅食了。这就是为什么这个世界上只有小小的昆虫。

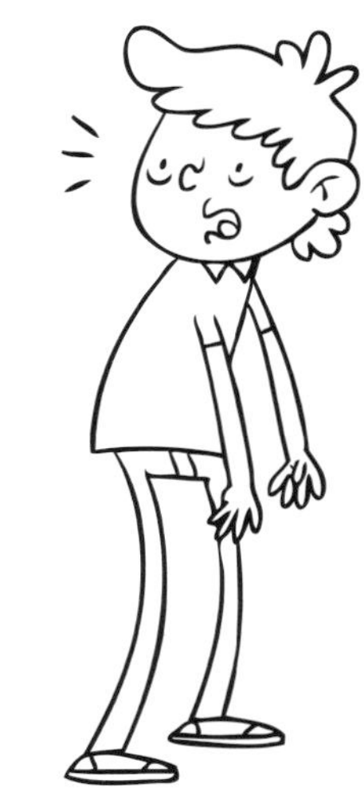

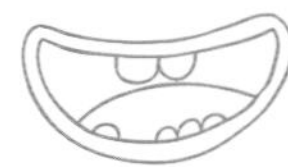
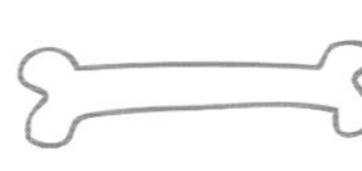
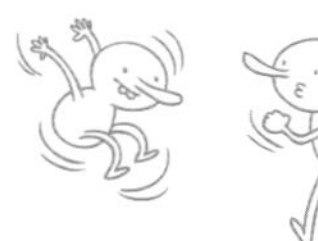

什么是脊柱？

整个身体是怎么保持直立的？

大家以前肯定见过塑料骨骼模型吧？就是平常被小孩子们叫作“骷髅”的那个玩意儿。你们有没有注意过颅骨在模型中的位置呢？骨骼中那根长长的东西叫作“脊柱”，而颅骨就在它的上面。脊柱的力量很强，足够让你的整个身体保持直立。

人有多少节椎骨？

脊柱不是一整根骨头，而是由许多块脊椎依次连接而成的复杂结构。24块单独椎骨和两块由其他椎骨融合成的骨头共同组成了脊柱。这根“柱子”中间有条纵行的椎管，它保护着神经系统中极其重要的部分——脊髓。

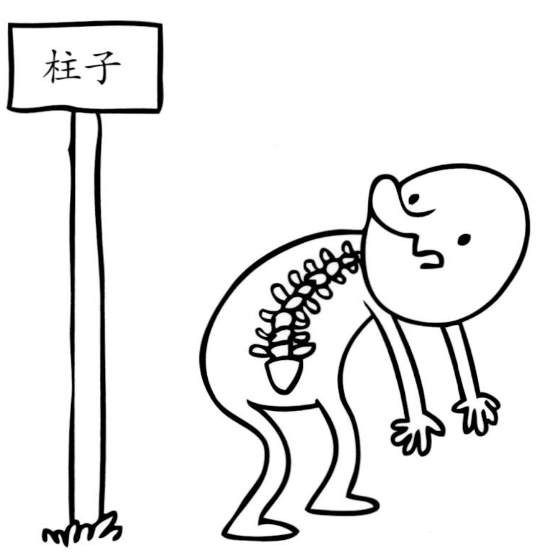

令人吃惊的7节颈椎

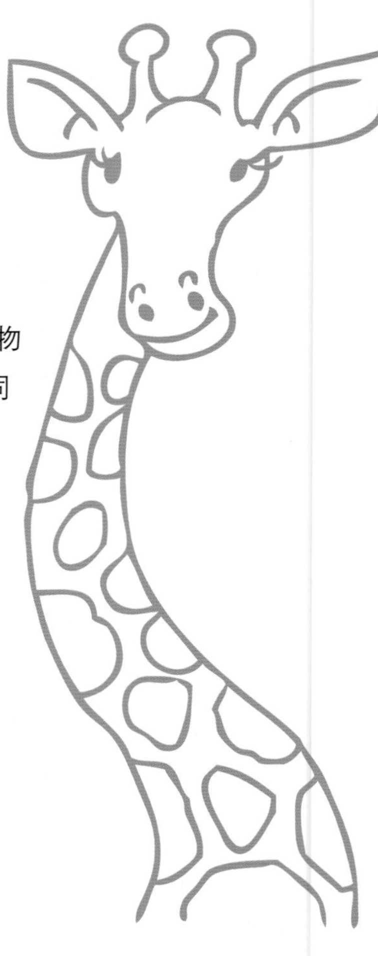

你觉得哪种动物的颈椎骨更多？是仓鼠还是长颈鹿？你可能会很吃惊，其实……所有哺乳动物的颈椎都是7节！具有相同数量的颈椎骨——这是哺乳动物的群体特征。哺乳动物的脖子越长，它的颈椎尺寸就越大，但总数永远是7节（树懒除外）。

和“柱子”不搭边

与脊柱这个名字给人的直觉感受不同的是，由椎骨组成的脊柱并不是一根直挺挺的柱子。各个椎骨之间有柔软的垫片（椎间盘）相互分隔。有了椎间盘的脊柱具有弹性，减震性能良好（例如在走路和跳跃的时候）。众多的椎骨周围有坚强的韧带相连，能够维持脊柱的结构稳定；又因椎骨间有关节相连，从而能够使椎骨在一定范围内活动。

玩味一下

脊柱会弯曲吗?

健康的脊柱并非完全笔直，而是略微弯曲。如果从侧面观察脊椎（例如做CT的时候），我们就能看到脊柱呈现上下两端被拉伸过度的S型——这是脊柱的健康形态。但在孩子快速长高的过程中，脊柱也有可能出现不正常的弯曲，这就是一种病态了。运动过少（比如说体育课上缺少锻炼）、书包太重、不正确的坐立姿势都有可能导致这种情况发生。脊柱的这种侧向弯曲被称作脊柱侧弯，是一种必须治疗的错误体态。孩子可以通过矫正训练和游泳达到治疗的目的。

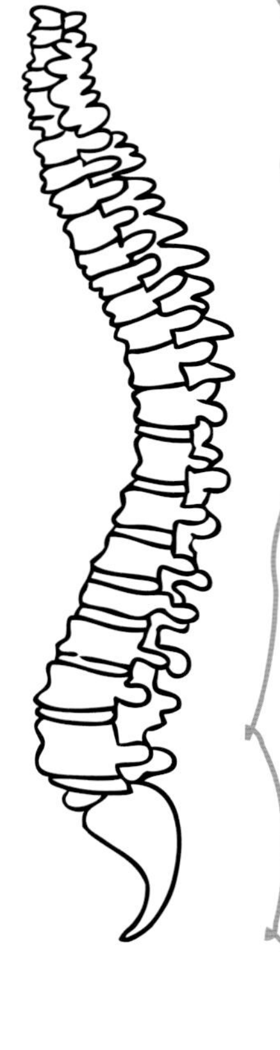

计算有误?

人类的脊柱由33块椎骨组成，但实际数起来却只有26块。怎么可能会发生这种事情？是有人算错了吗？事实并非如此！

接下来列出的是脊柱从上到下的组成部分。

- 主体部分，可细分为颈椎、胸椎和腰椎。（由24块椎骨通过可活动关节连接而成）
- 骶（dǐ）骨（由5块椎骨融合而成）
- 尾骨（由4至5块椎骨融合而成）

沉甸甸的脑袋

有了脊柱和肌肉（你可以在下一章节读到有关它们的详细介绍）的帮助，一个人就可以保持身体直立，移动身体，骄傲地抬头并完成各种动作。你需要知道的是，颅骨及颅骨里的大脑加起来有六七千克重！

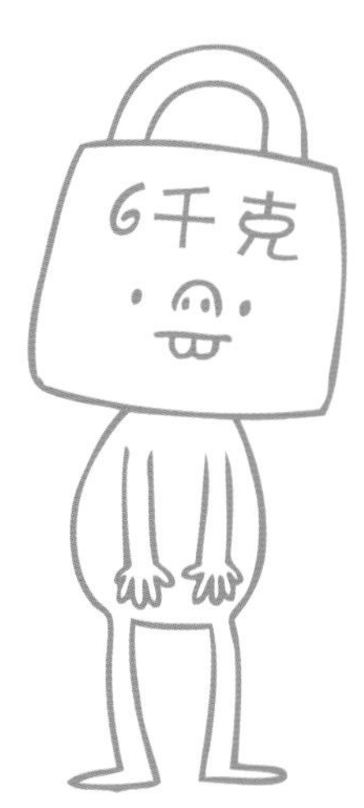

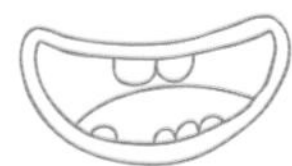

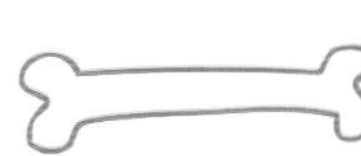

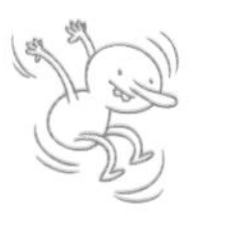

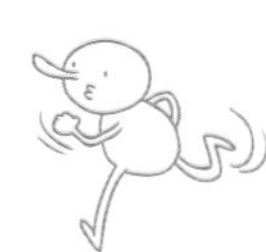

骨头有哪些属性?

骨头是什么做的?

骨头的主要成分是矿物质和胶原蛋白，坚韧而有弹性的胶原蛋白广泛分布于矿物质中，成了矿物质的黏合剂，形状类似于麻花辫（皮肤中也有胶原蛋白）。

骨头的第三个重要成分是活的骨细胞。它们广泛分布于矿物质中，通过又长又多的突起相互连接。这些细胞可以帮助骨头在骨折后继续生长、增厚和愈合。

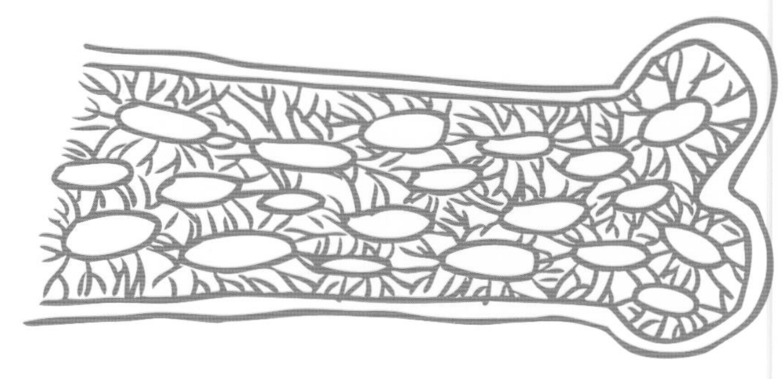

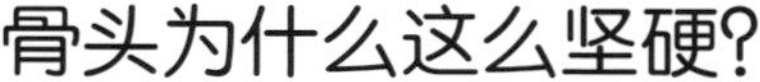

骨头为什么这么坚硬?

矿物质中的两种元素保证了骨头坚实耐用的特性：它们就是钙和磷。岩石中也含有钙和磷。这样来看，骨头跟石头一样坚硬也就不奇怪了。

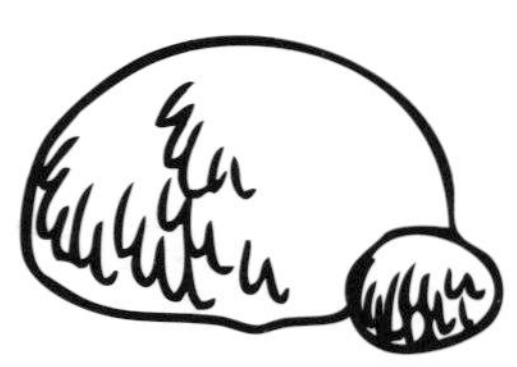

花岗岩一样的骨头

骨头是人体内最坚硬耐用的材料之一。排在它前头的只有牙釉质——当之无愧的硬度冠军。

我们常常将骨头的硬度与花岗岩的硬度进行比较。花岗岩可以用来做铺路石，也可以用来制作墓碑或者建造纪念碑。

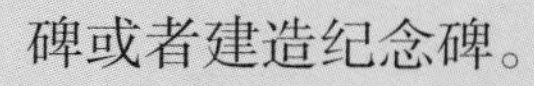

钙的来源：

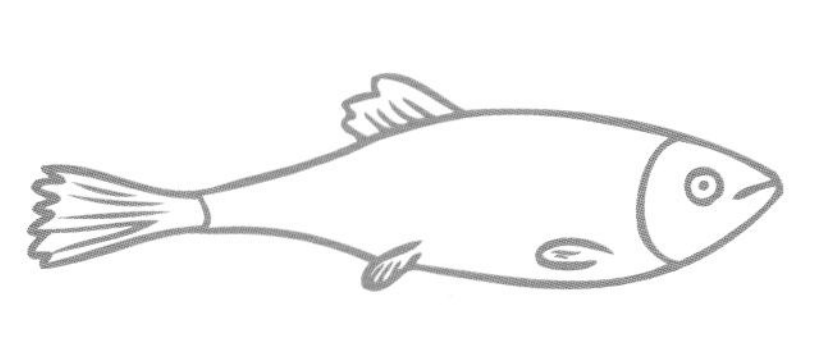

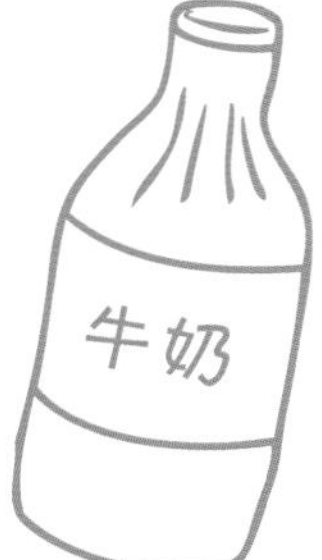

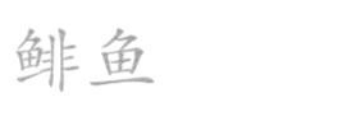

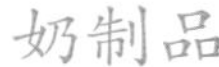

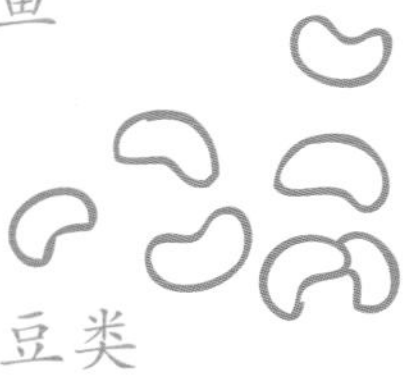

豆类

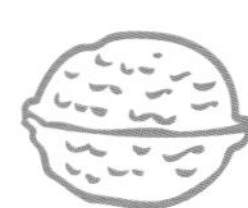

坚果

钙的仓库

人体内99%的钙储存在骨骼和牙齿之中。但这并不是说，珍贵的钙元素一到骨头里就长年待着不走了。每天都有新的钙质被运送到骨骼。钙质从我们的食物中来——牛奶、酸奶、芝士、杏仁、坚果、沙丁鱼、鲱鱼、大豆、刀豆、豌豆、蚕豆。每天都有钙质从骨骼里释放出去。当人体的某些部位需要这类矿物质的时候，钙就从骨头里释放出来，通过血液输送给有需要的器官。

几个真相

- 对于孩子来说，他们骨骼中沉积的钙含量要多于从骨骼释放到血液中的钙含量。只有这样，儿童的恒牙和骨骼才能不断生长。
- 对于健康的成年人来说，体内钙元素吸收和流失的含量相同——两个过程呈现一种平衡状态。
- 摄入过少的乳制品会导致我们自身的钙库缺乏新的货源补充。当这种情况发生在年轻人身上时，容易出现牙齿松动、骨骼生长缓慢、身材矮小、体质虚弱的问题。如果成年人不能保证乳制品的摄入充足，就会出现蛀牙、骨头薄而“多孔”、容易骨折的问题。

什么是骨质疏松症？

骨质疏松症是一种骨骼疾病，得上这种病的骨头会变薄变脆，容易断裂。有时候，稍微受大一点的力或是跌了一跤就能骨折。骨质疏松症大多发生在老年人身上，因为人到高龄，骨骼里的钙质容易流失，从而让骨头变得脆弱易碎。

摄入的蛋白质和钙元素不足，减脂、抽烟，缺乏体育运动，不从事体力劳动，很少进行室外活动，这些都会导致骨质疏松症发生得更早、发展得更快。

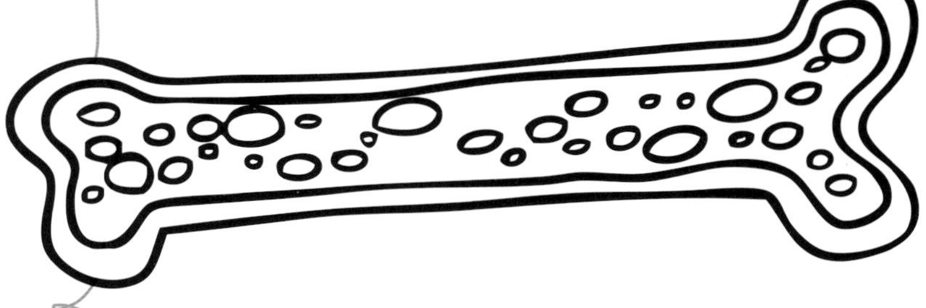

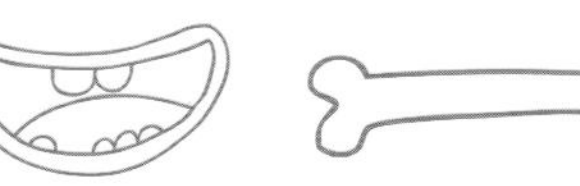
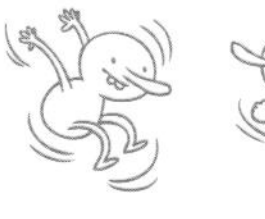
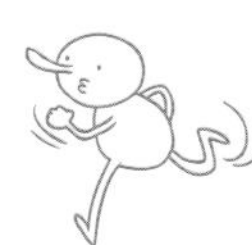

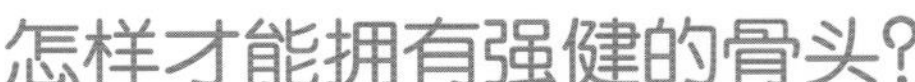

怎样才能拥有强健的骨头?

钙和磷的含量越高，骨头的硬度就越高、耐用性就越强，毕竟它们是构成骨头的主要成分。为了拥有坚固耐用的骨骼，必须要保证身体有充足、稳定的钙、磷摄入。骨骼还在发育中的孩子最需要补充钙和磷，对他们来说，这些矿物质如同金子一般宝贵。

几个真相

- 骨骼的可拉伸程度和铁管的相同。
- 骨骼中最长最粗的骨头是股骨，它可以承受的重量高达5.5吨，也就是一头成年非洲象那么重！
- 我们骨骼的抗挤压性比抗拉伸性更优秀。股骨可以承受7.5吨的挤压力，也就是三头河马那么重！
- 骨折对于骨头来说是最糟糕的事情。380千克左右的压力就足以使骨头发生断裂。但这也是个大重量——它有两辆大型摩托车那么重。

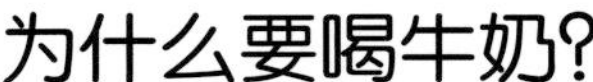

为什么要喝牛奶?

牛奶及奶制品，如酸奶、乳酪、白芝士和黄芝士中有着丰富的钙元素。所以，每个想拥有强健骨骼的人都应该把这些食品列入日常食谱当中。谷物、杏仁、芝麻、葵花籽、鱼类和豆类中也含有大量钙元素。

钙、磷一家

所有能为我们提供大量钙元素的食物也是磷元素不错的来源。

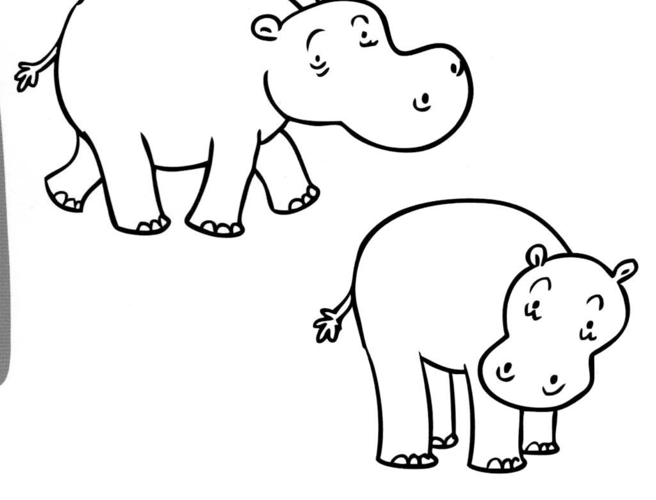
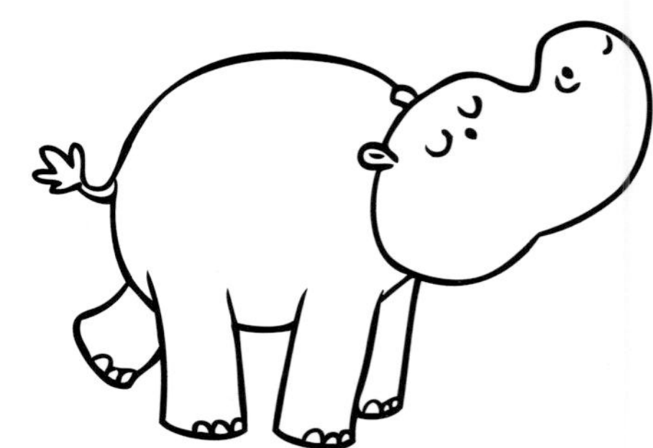

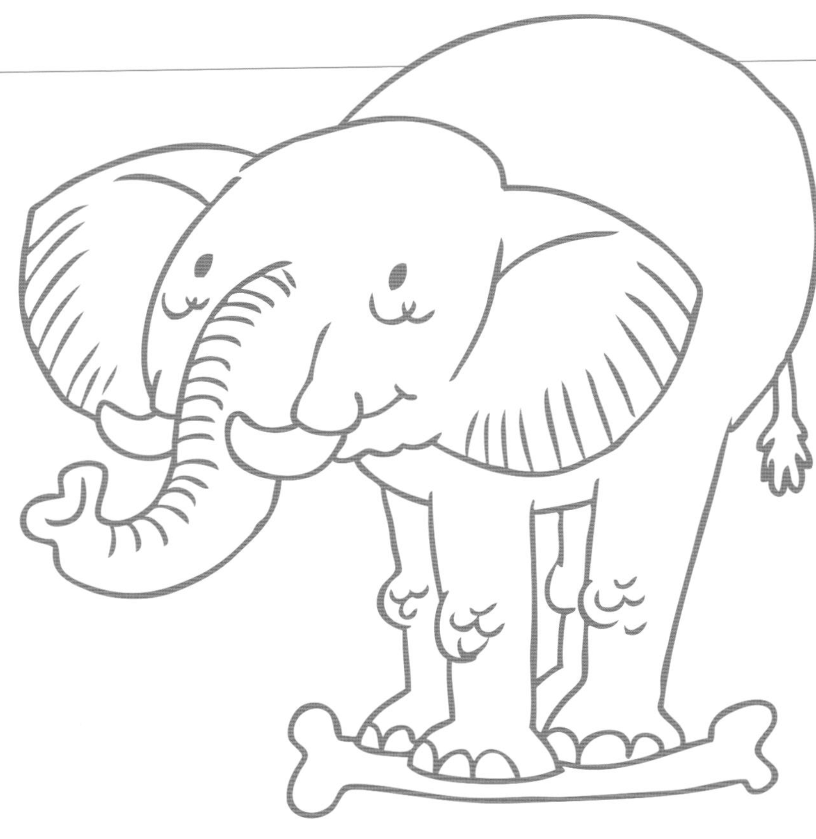

骨头是活的吗?

是的，活人的骨头由活着的组织构成。人死后骨头也将死亡——就像全身其他部位一样。

活的骨头看上去跟博物馆里易碎干燥的白骨完全不同。因为内部有骨髓、血管和神经，它们会更重一些。骨头在人的一生中不断变化：孩童时代它们不断长大，成年时期它们不断更新重塑。

十分巧妙的构造

骨头是高硬度和轻重量完美结合的作品。它拥有特殊的构造，其外层由致密的骨组织构成，骨头的管状结构保证其坚韧且抗变形。致密外层的下方是一处海绵状结构，这种构造又保证了骨头的轻重量。骨头的中心是骨髓腔，骨髓就存在于此（请翻到第84页，阅读“骨头里面是什么样的?”相关内容）。

如果骨骼由钢铸成

如果一个成年人的骨骼全部由钢铸成，那么他的体重就有一辆小汽车那么重！成年人的骨骼重约9至10千克。如果用钢代替骨组织，骨骼的重量将增加8倍。但如果整副骨骼都由钢浇铸而成（骨头内部没有任何空隙），那么它的重量将是真骨骼的30倍！

有趣的事儿

证明骨头是活器官的最佳证据是它的再生能力，也就是它能在骨折后自我愈合。（请翻到第86页，阅读“如何保养我们的骨骼？”的相关内容）。

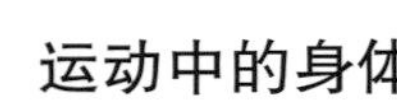
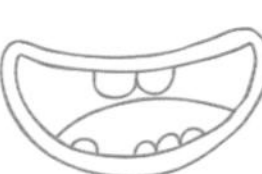
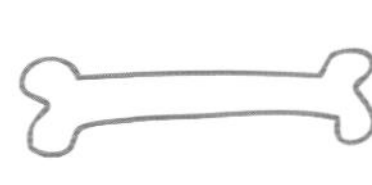
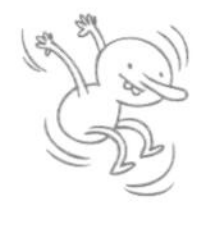
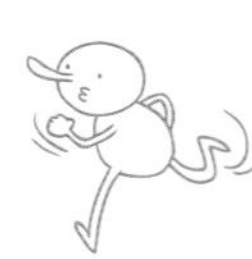

骨头里面是什么样的？

什么是骨髓？

骨髓是一种像果冻一样的深红色物质。它填满了骨头内部的骨髓腔以及骨头海绵状部分的空隙。骨髓的颜色来源于存在于此的众多血管。

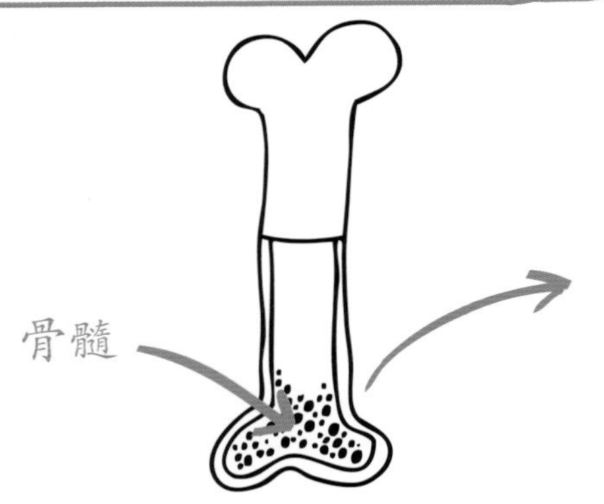

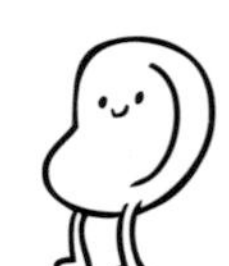

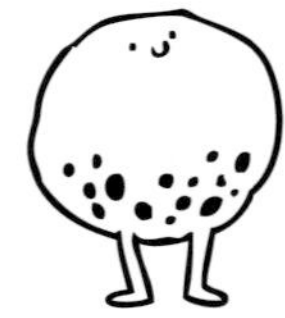

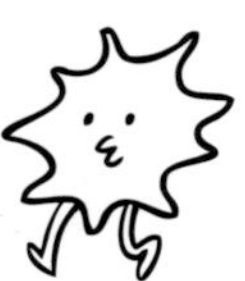

秘密工厂

每天，数百万血细胞从骨髓中产生。没有它们，我们就无法生存。可以说，骨髓是一家高效运作的秘密工厂，不分昼夜地工作着。

人们为什么需要骨髓？

骨髓具有非常重要的功能——产生人们所说的血细胞。其中包括：

- 红细胞——为身体各处输送氧气。
- 白细胞家族里的大部分种类——保护我们免受病毒、细菌和寄生虫的侵害。
- 血小板——负责凝血和伤口愈合。

骨髓中的血细胞如何进入静脉和动脉？

血细胞形成于骨头内部，也就是骨髓所在的地方。当血细胞还在骨头里的时候，它们会先进入骨髓中的毛细血管，之后随着血液流入更粗的血管，进而参与全身的血液循环，最终完成自己的重要使命。

到了骨子里

有时我们会这么说——“我感觉冷到了骨子里”或者“他坏到了骨子里”。“到了骨子里”用夸张的手法表达了某种东西已完全深入内部。如果我们用这种表达来描述一种现象或特征，那么就是形容这种现象或特征已经穿透表面直达本质，程度已无以复加了。

形成与分解

骨头是可塑的——它的重塑过程从不间断。骨细胞有两种不同类别，分别拥有两种截然相反的专长。第一种叫成骨细胞，它们肩负着建造骨头的责任。第二种叫破骨细胞，它们的任务则是分解骨组织。骨头的形成和分解是同时进行的，这样才能使骨头不断更新、重塑，保证骨头以最佳的状态完成任务。

这个过程可以和拼乐高做个比较。如果你突发奇想，希望稍微改变一下积木的结构外观，你就会拆掉一些积木，把它们拼到别的地方，或者拿其他积木来把这个地方补上。

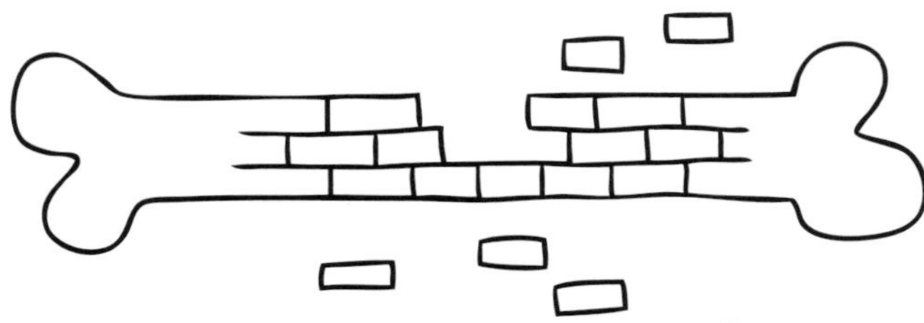

白血病——骨髓疾病

有时候，骨髓中血细胞的生成会受到严重的干扰。随后，医生会诊断出这是一种名叫“骨髓性白血病”的癌症在作祟。骨髓性白血病是一种严重的疾病，需要采用化疗的方法进行治疗。但有的时候就连化疗也无济于事，只有骨髓移植才能为患者争取到治愈的机会。进行骨髓移植手术的第一步是通过放疗完全破坏病人的患病骨髓，之后再通过静脉注射将供者的健康骨髓植入病人体内。骨髓捐献者就是通过这样的方式，挽救了病人的一条生命。

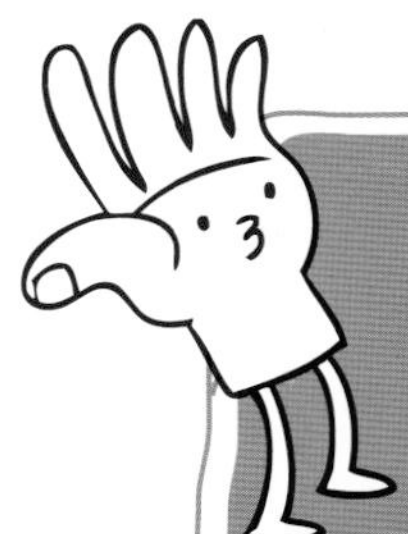

几个真相

- 骨骼由形状各异、大小不同的骨头组成：有的很长，有的很短，有的很扁；有的很大，有的很小。
- 孩子的骨头比成人的柔软，但随着年龄的增长，它们也会逐渐变硬。孩子的骨头更有弹性，因此与老年人的骨头相比，它们不会那么容易发生断裂。
- 在人的一生中，有些骨头会相互融合并形成坚固的结构。这种结构会随着孩子的发育而成长，一辈子不断变化。
- 由于一些骨头出现了相互融合的情况，骨骼中骨头的数量在生命的不同阶段也是不断变化的：儿童的骨头比成年人的多十几块！
- 成年之后，你的骨骼会由206块骨头组成（请翻到第22页，阅读“关于体重”的相关内容）。
- 不良的坐、立、行姿势在少年儿童群体中越来越普遍，这是由于孩子们花了太多的时间在电脑和电视上，缺乏必要的户外运动。但骨骼不懒，它喜欢运动。

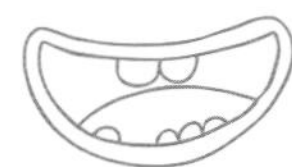
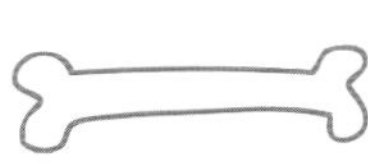
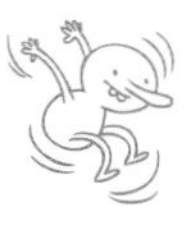
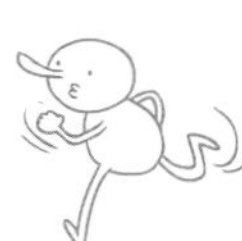

如何保养我们的骨骼？

运动就是强健骨骼

体育锻炼不仅可以增强肌肉的力量（你会在接下来的各个章节里读到这方面的知识），还可以使骨骼变得坚固、耐用。拉伸和适当的负重都可以刺激成骨细胞进行骨骼重建。你想拥有坚固的骨骼和灵活的身段吗？那就时刻保持活跃吧！

为什么撞到骨头会那么疼痛？

骨头的外部覆盖着一层特殊的保护膜。这层膜就是骨膜，许多神经和血管交汇于此。所以，当脑袋撞到坚硬的物体，或者在比赛时被其他运动员踢到小腿，我们就会感到剧烈的疼痛。

宇航员们脆弱的骨头

骨头喜欢负重，对此我们已经有了了解。只要我们不逃避运动，就能达到对骨骼有益的效果。完美的锻炼不仅限于体育运动，日常活动——起身、坐下、弯腰、散步，也是一种理想的锻炼方式。而太空中的宇航员却被剥夺了完成这类活动的权利，因为他们那儿没有重力，也就是没有地心引力。他们像气球一样飘浮在太空飞船中。他们不能双脚站立，不能手握哑铃，也不能运动。当这群勇敢的太空研究员长时间处于失重状态时，他们的骨骼会变得更脆更薄，肌肉也会因为萎缩而失去力气。

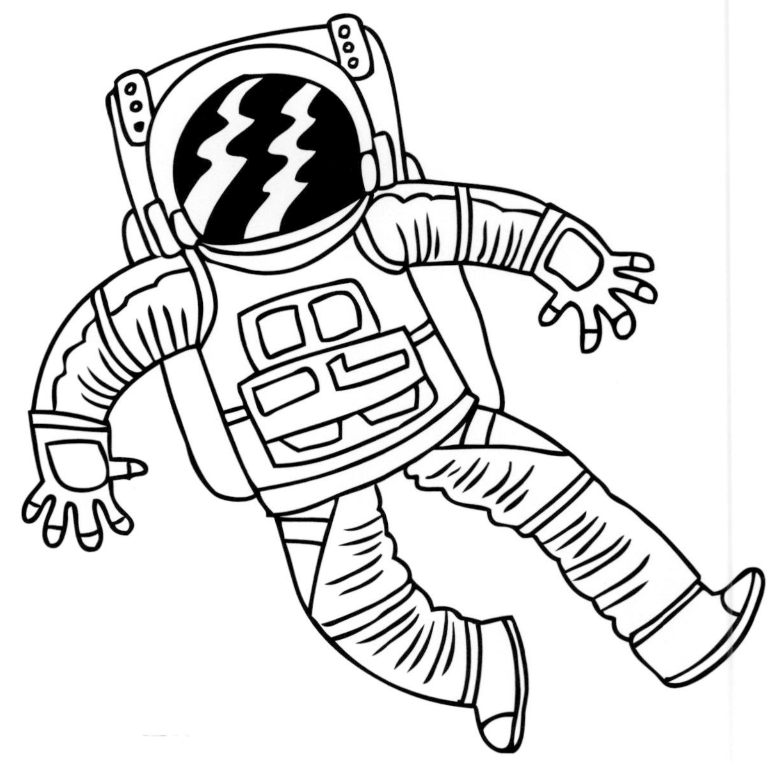

如果小羊没有跳起来……①

有时候，人们也会出现断胳膊断腿的情况。骨科医生首先要将断裂的骨头进行复位，把损伤处的骨缝接上，然后打上石膏或用更轻便的绷带将受伤处固定。骨膜是骨损伤处的天然绷带。骨膜中的成骨细胞逐渐替换掉骨折处的坏死细胞。骨折部位周围的软骨先增厚，连接起来形成环状。环状软骨下方的新骨组织随后修复损伤并对损伤处进行巩固。几周后，骨头愈合。

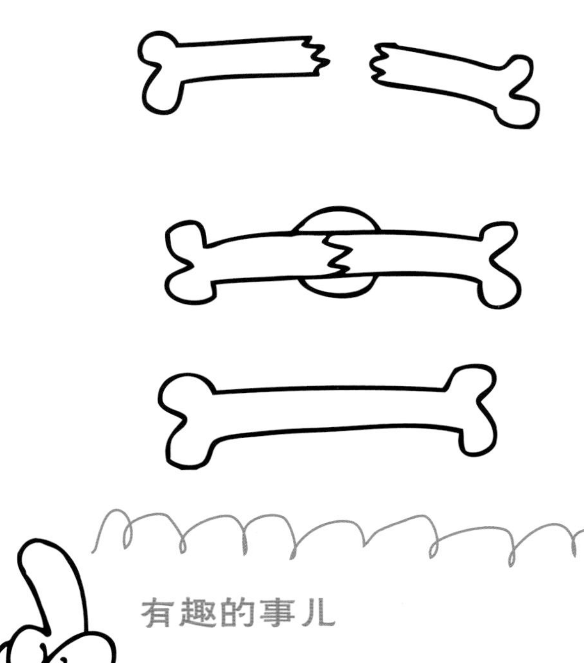

有趣的事儿

骨头具有神奇的功能——它能自我修复！当发生骨折或者骨裂的时候，骨头能在几周后自行愈合。

玩味一下

为什么要将骨折的腿固定在牵引床上？

当伤者因严重骨折或多发性骨折不得不躺在病床上时，他受伤的四肢就得用牵引床吊起来。打石膏已经是个很不舒服的事了，医生为什么还要用这种方式来折磨一个打着石膏的倒霉蛋呢？但这恰恰就是治疗的方式，因为使骨折的四肢拉伸或负重能刺激成骨细胞，使它们更加积极地工作。这样就能更快地形成新骨组织，骨折处也能愈合得更好。

心满意足的骨骼

对待自己的骨骼至少要像对待宠物那样上心。你会和狗狗一起散步，让它有机会奔跑，并好吃好喝地喂养它——骨骼也需要类似的护理。一定要给骨骼提供富含钙元素和蛋白质的食物（牛奶、芝士），也一定要保证骨骼适当的运动量：不能只是散步，也要骑骑单车、游游泳或者踢踢足球。骨骼不会像宠物一样向你开心地摇尾巴，但它会回报给你一副强健的体魄和一身强大的免疫力。

① 波兰有一句俗语：“如果小羊没有跳起来，它就不会摔断腿。”——译者注

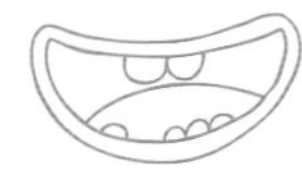
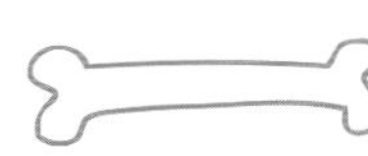
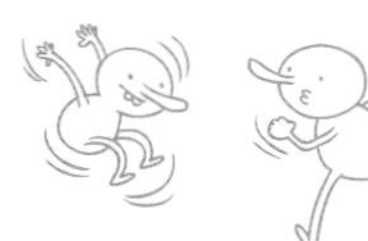

骨骼如何生长？

在长骨的两端有两顶“小帽子”——这就是人们所说的软骨。骨头就是在这个地方不断生长、逐渐变长。人们因为它们的发育而长高。生长区的软骨迅速分裂增殖，并经过层层转化最终成为骨头。这个过程被称为骨化。

只有儿童的骨骼能够生长吗？

儿童和青少年的骨骼都能生长。儿童渐渐长大，变得成熟，骨头的生长区会逐渐消失。一旦软骨完成骨化，骨头的生长也随即停止。女性在20岁左右，男性在25岁左右，其骨骼停止生长。

玩味一下

软骨损伤会不会导致孩子停止长高？

软骨比骨头柔软得多，所以它十分脆弱，极易受损。一旦受损，骨头的生长就被打乱，生长速度将会变慢。如果软骨被完全破坏，骨头将停止生长。

软骨不喜欢负重！所以，还在生长发育的儿童不应该提拎重物，比如去健身房锻炼或者玩杂技。

小心这样的运动！

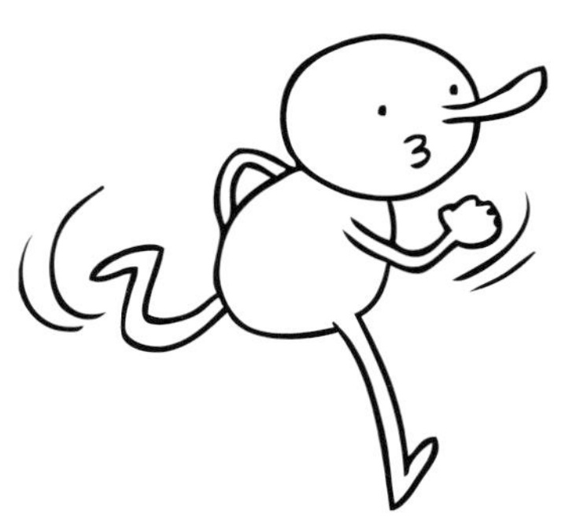

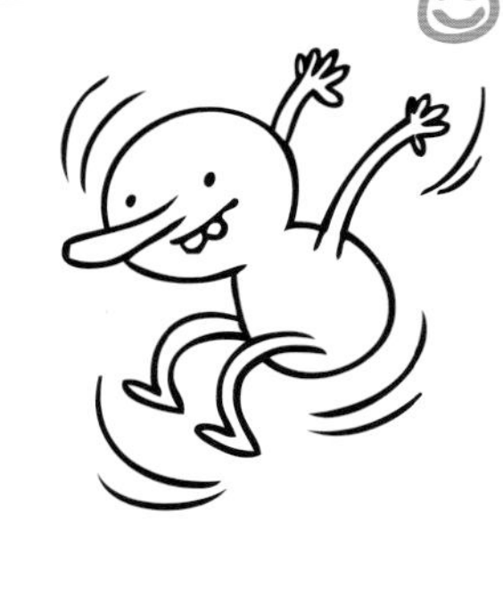

骨龄

医生只需要看看你骨头的X光片，就可以在不见本人的情况下说出你大概的年龄！但这并不是一个非常准确的判断，医生只是描述出了人们所说的“骨龄”，也就是骨头的发育程度。如果想知道骨骼的年龄，可以先给手掌和手腕拍一个X光片，让医生将片子和标准影像进行比较，这样就能知道骨骼的主人大概在什么年龄了。

你会长得很高吗?

随着年龄的增长，儿童的骨骼会以一种独特的方式发生变化：骨骼中的软骨按照一定的顺序逐渐转化为常规骨头。专家据此通过X光片判定儿童的骨骼年龄。除此之外，借助特殊的计算机程序也可以推算出孩子成年后的具体身高。

蹦床？要适量！

蹦床是一张固定在圆形支架上的弹力网。许多孩子都会去玩，因为它实在有趣，而且你肯定也喜欢。但医生发出提醒，如果孩子在蹦床上连蹦好几个小时，他们腿部柔嫩的软骨会受压变平，这就可能影响其骨骼发育。因此玩蹦床要适量，毕竟我们每个人都希望自己长得又高大又强健。

慢跑不健康?

走路的时候，人的双脚要轮流承受体重的负荷。每走一步，脚撞击地面所产生的重量约是体重的3倍。也就是说，如果一个人的体重为70千克，那么在他走路的时候，腿骨和关节就必须承受200千克以上的负荷。

跑步时的负荷更大，尤其是在沥青路或者人行道上跑步的时候。在这种情况下，我们的骨头和关节需要承受的负荷将是体重的10倍（也就是大约700千克！）。这样下去，身体迟早要为髋关节、膝关节和踝关节的损伤付出代价。

穿上合适的鞋子在草地上慢跑

城市里到处都是沥青路和人行道，在这种坚硬地面上慢跑的人有患上关节病的风险。如果他们穿着的鞋子又薄又硬、减震不佳，那患病的可能性就更大了。

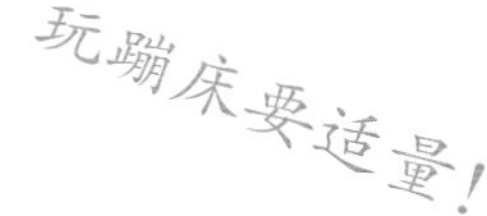

玩蹦床要适量！

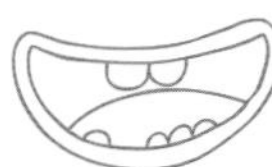
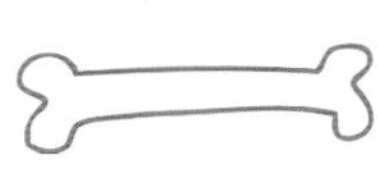
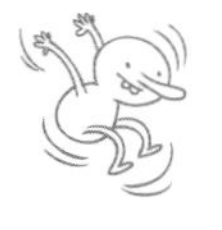
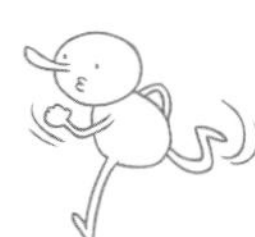

骨头是如何运动的？

为什么腿和胳膊可以弯曲？

想必你已经知道，骨头坚硬而直挺，它们不能弯曲，否则就会折断。人们要进行屈伸运动，仅仅靠骨头是不行的，需要有关节的帮助。关节就是骨头与骨头之间连接的地方，它们可以活动。膝盖、髋部、腕部、肘部都是关节。

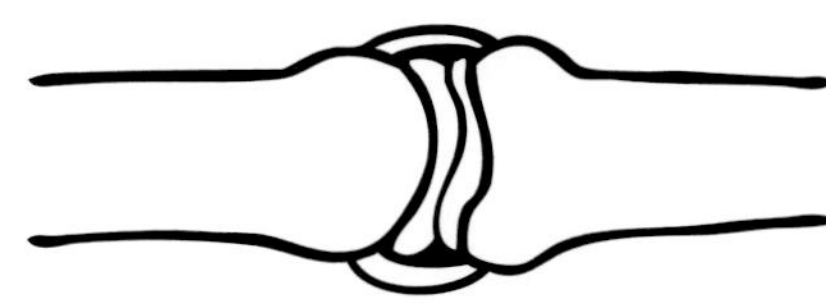

关节中的骨头由什么连接？

关节中关节面的形状与相邻骨的形状彼此吻合，一凸一凹。关节的周围被一种密闭的“袋子”包裹。袋子的学名叫“关节囊”，它是一种厚而坚韧的结缔组织。关节囊将骨头的末端固定在适当的位置上，并覆盖住关节。位于关节囊外部的韧带（坚韧且有弹性的结缔组织带）能增加关节囊的牢固性，并同时将骨头相互连接。

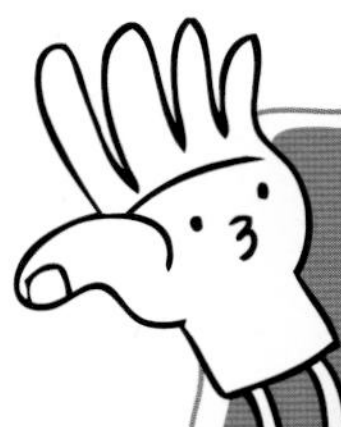

几个真相

人拥有各种各样的关节：

球状关节 如肩关节和髋关节，有这种关节的肢体能向各个方向运动，比如胳膊和腿。这种关节的关节头为球面，关节窝为球形凹面，关节能向多个方向运动，像个操纵杆，运动性最强。

铰链关节 如膝关节和肘关节，有这种关节的肢体只能在一个平面内运动、弯曲或伸直，就像铰链一样。

扁平关节 如腕关节，骨头相接的表面是平坦的，几乎没有运动的可能。

旋转关节 如连接颅骨和脊柱的关节，这种关节的运动类似于魔方零件的运动，所以我们可以左右摇头。

为什么当我们弯曲肢体时，骨头不会吱吱作响?

骨头在关节中彼此相接，一层关节软骨覆盖在它们的接触面上。这层软骨如玻璃般光滑，所以也叫作透明软骨。除此之外，关节里还有一种天然润滑剂，名叫滑液，产生于关节囊的内层。有了关节软骨和滑液，骨头在关节中运动时不会相互摩擦，只是相对滑动，所以你听不见任何吱吱作响的声音。

每一块骨头都连接着其他骨头吗?

几乎所有的骨头是连接在一起的，也就是说，它们会和其他骨头相互接触。但有一个例外，这块骨头不与其他骨头接触，它就是舌骨。舌骨的形状像个马蹄，悬挂于脖子前方、下颌骨下方的肌肉上。当我们吞咽和说话的时候，它会参与其中。

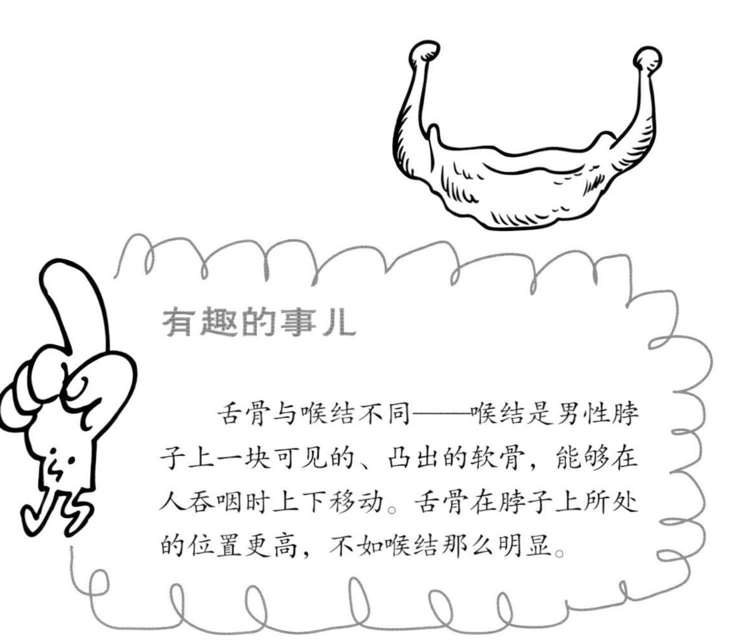

有趣的事儿

舌骨与喉结不同——喉结是男性脖子上一块可见的、凸出的软骨，能够在人吞咽时上下移动。舌骨在脖子上所处的位置更高，不如喉结那么明显。

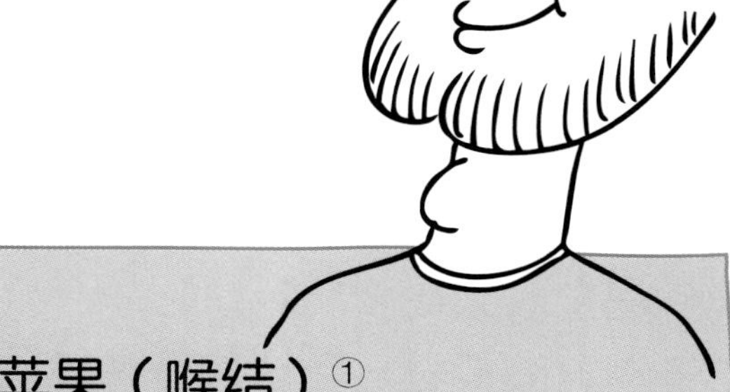

亚当的苹果（喉结）①

这个奇怪的名字是怎么回事？事实证明，即使是研究人体结构的解剖学家也有幽默感。“亚当的苹果”这个名字来源于亚当的故事。亚当吃下禁果，一块果子（也可能是果核）卡在了他的喉咙里。因此，脖子上凸起的喉结也被叫作“亚当的苹果”，尽管喉结与苹果并没有什么关系。

人有多少个关节?

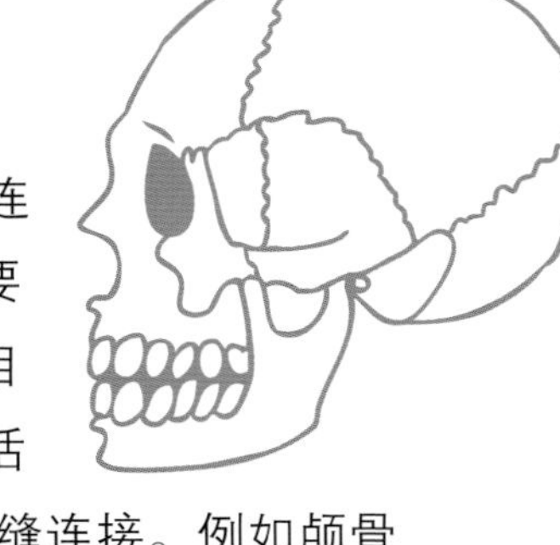

人体骨骼中可以活动的骨连接（也就是关节）超过400个。要记住的是，骨头不只依靠关节相互连接。骨骼中也存在着不可活动的骨连接，这种连接被称为骨缝连接。例如颅骨的骨头，它们就通过骨缝相互连接。

是什么力量让骨头在关节中运动?

如果肌肉不工作，骨头单凭自身是无法在关节中移动的。正是因为肌肉附着在了骨头的适当位置上，骨头才能在肌肉的牵引下动起来。紧接着，关节开始工作，人开始移动。你可以在接下来的章节中了解肌肉的有关知识。

① 在波兰语中，“喉结”一词也可被直译为“亚当的苹果”。——译者注

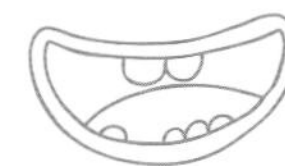

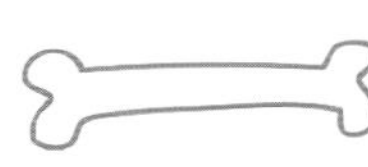

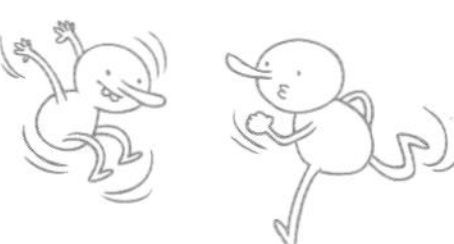

我们为什么能够跑跑跳跳？

什么是肌肉？

肌肉是一种拥有独特技能的器官——它可以收缩。正是因为有了这种可收缩性，运动——无论是全身运动还是身体各个部位的运动，才成为可能。也正是因为有了运动，各个器官才能正常工作，比如胃、肾脏和心脏。

横纹状的肌肉

横纹肌得名于它的结构。当在显微镜下观察它们的时候，可以看到明暗相间的条纹——就像袜子上的那种。这种肌肉的另外一个名字叫骨骼肌，因为它附着在不同的骨头上，并能牵引骨骼运动。在这些肌肉的作用下，我们可以站立、行走、弯腰、跳跃、写字、踢球、说话或是唱歌。骨骼肌的收缩力极强，耐力却很差，因为它们很容易疲劳。

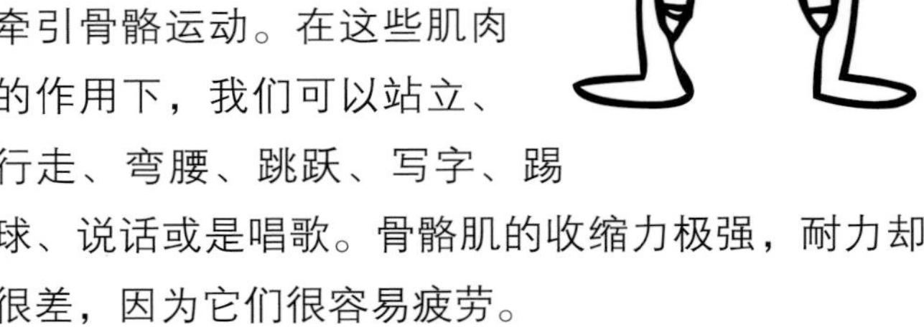

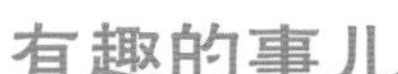

有趣的事儿

我们的肌肉分为三种类型，它们的结构、任务以及工作方式各不相同。不管是肱二头肌、胃还是心脏，它们都有着自己的工作方式。

处在控制下的肌肉

人们可以控制骨骼肌的工作。它们的行动取决于我们的意愿。比如你可以给自己下一个命令——跑步、跳跃或是弯腰，之后你的骨骼肌就会乖乖地完成这项指令。

光滑而重要的肌肉

第二种类型的肌肉是平滑肌。它之所以被称为平滑肌，是因为它没有条纹。胃、肠子、肾脏、膀胱、血管和其他器官的内部都可以找到平滑肌的存在。它们和骨骼肌同等重要，甚至可以说它们更重要。因为有了它们，生命活动才能顺利进行：消化（通过收缩，平滑肌将食物从口腔最终传送至肛门），排泄（有了平滑肌我们才能排尿），看清事物（平滑肌伸展，瞳孔缩小，晶状体的形状改变），或是繁殖后代（靠着子宫那块大肌肉的收缩，妈妈才能生下孩子）。

这类肌肉收缩得较为缓慢，但时间持久。

独一无二的肌肉

心肌是一种特殊类型的肌肉。心肌的结构不同于另外两种类型的肌肉（骨骼肌和平滑肌）。心脏是一大块不知疲倦的肌肉，在人的一生中持续工作，不休不眠。它的收缩不取决于我们的意愿，比如我们没法命令它停止收缩或者放松。但幸好我们不能发出这种指令，因为停止收缩意味着生命的终结。

像一台自动机器

心肌像一台自动机器一样工作。即使医生在心脏移植的过程中摘除心脏，把它放入特制的液体中，心脏还会继续搏动——有规律地收缩和舒张一段时间。

不听指挥的肌肉

人们无法自主控制平滑肌的工作，所以平滑肌并不听从我们的指挥。因此，我们可以忘记消化食物，也不用记住炎热的时候要扩张血管，寒冷的时候要起鸡皮疙瘩。这一切的发生都不受我们的控制。

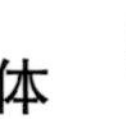

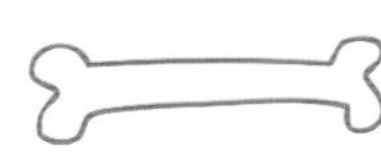

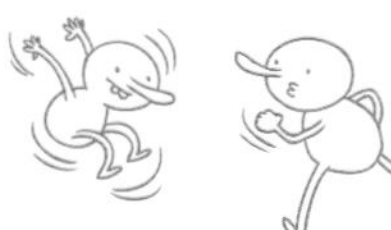

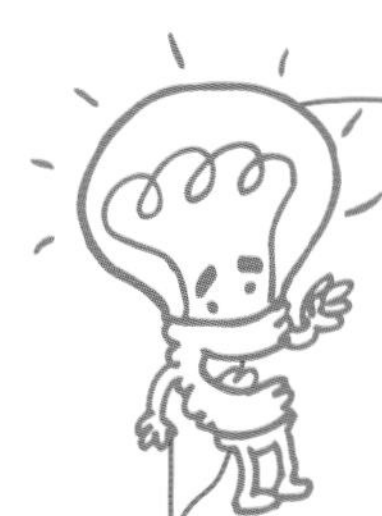

上肢弯曲和伸直的详细过程

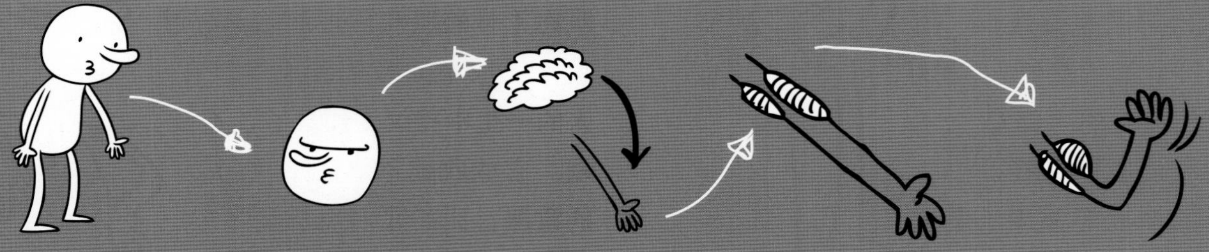

弯曲

大脑向肢体发出“弯曲肘部”的指令。

⇓

肱二头肌（位于上臂前侧）收缩，同时上臂后侧的肱三头肌拉伸。

⇓

收缩着的肱二头肌肌腱拉动前臂的一根骨头。

⇓

肘部弯曲动作完成。

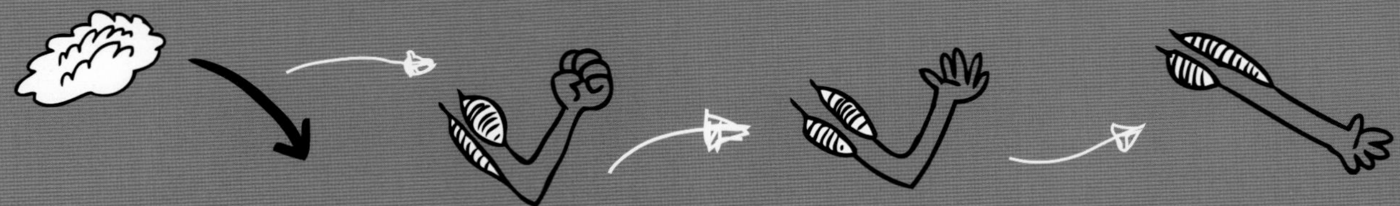

伸直

大脑发出“伸直肘部”的指令。

⇓

肱三头肌收缩，同时上臂前侧的肱二头肌拉伸。

⇓

收缩着的肱三头肌肌腱拉动前臂的另一根骨头。

⇓

肘部伸直动作完成。

肌肉是如何工作的?

骨骼肌由成束聚集的纤维组成。这些纤维能够收缩，使肌肉绷紧。在收缩过程中，肌肉缩短，带动附着在骨头上的肌腱牵引骨骼。这就是运动发生的过程。

轮班工作

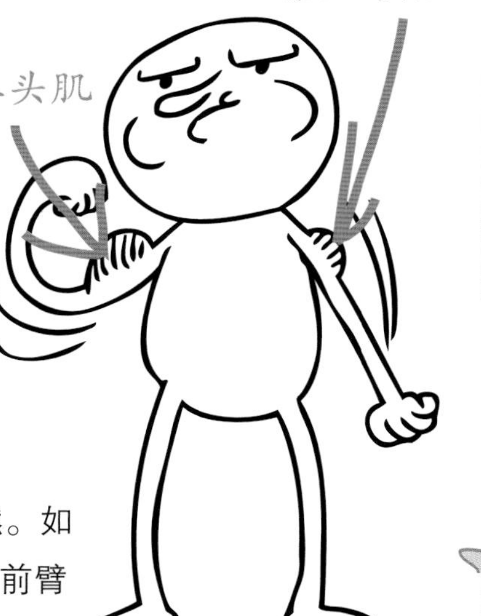

肱二头肌和肱三头肌是一组对立的肌肉，也就是一对竞争对手。当它们轮班工作时，手臂能在肘部弯曲和伸直。它们一个收缩，另一个舒张，反之亦然。如果两块肌肉同时收缩，前臂是根本无法运动的。

玩味一下

既然肌肉只能收缩，那我们如何伸直四肢呢?

任何一块肌肉都不能自己伸长，只能通过收缩变短。那么肌肉怎样才能恢复从前的长度呢？此时必须要借助某种力量才能把它们拉回收缩前的状态。对抗肌（原动肌的竞争对手）就是这股力量的源泉，它能向反方向缩短。许多肌肉都是成对的：其中一组通过收缩使身体的部位在关节处弯曲，另一组又通过收缩使身体的部位在关节处伸直。这就是前臂屈肌和伸肌的工作方式，小腿也是如此。

有趣的事儿

如果一个人能让全身所有的肌肉在一瞬间同时工作，那他完全可以举起一辆卡车。当然，这是不可能的，因为我们身上的很多肌肉都是成双成对、反向工作的。

肌肉如何知道它要收缩?

大脑会向肌肉发送指令，这是一种神经冲动，顺着神经传至肌肉。我们可以控制骨骼肌的收缩，但有时它们也能自主工作。这种情况发生在需要迅速反应的时候。当我们还没反应过来自己该做什么之前，肌肉就已经开始收缩。比如当我们触碰到高温物体时，会迅速将手抽回；当有人想用手指戳我们眼睛的时候，眼睛会立马闭上。在这种情况下，肌肉会在我们意识控制范围之外进行反射性工作。

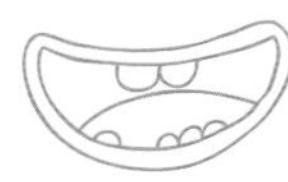
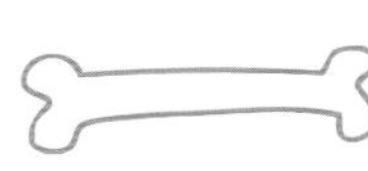
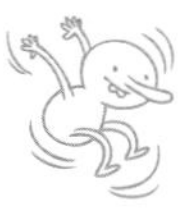
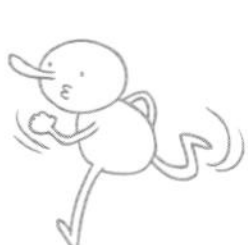

你会下一字马吗?

肌肉如同橡皮筋一样柔软，所以我们可以将它们拉伸。经常锻炼能使肌肉变得更有弹性，也更易拉伸。运动也可以提高关节的效率，增加肌腱的柔韧性。普通人下不了一字马，也无法把腿抬到额头那么高，但系统练习体操或芭蕾舞的人能逐渐掌握这项技能。

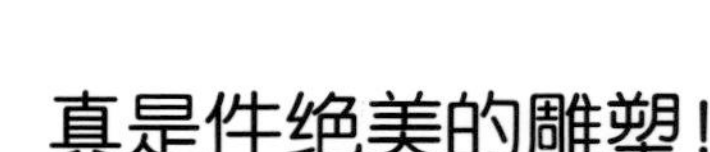

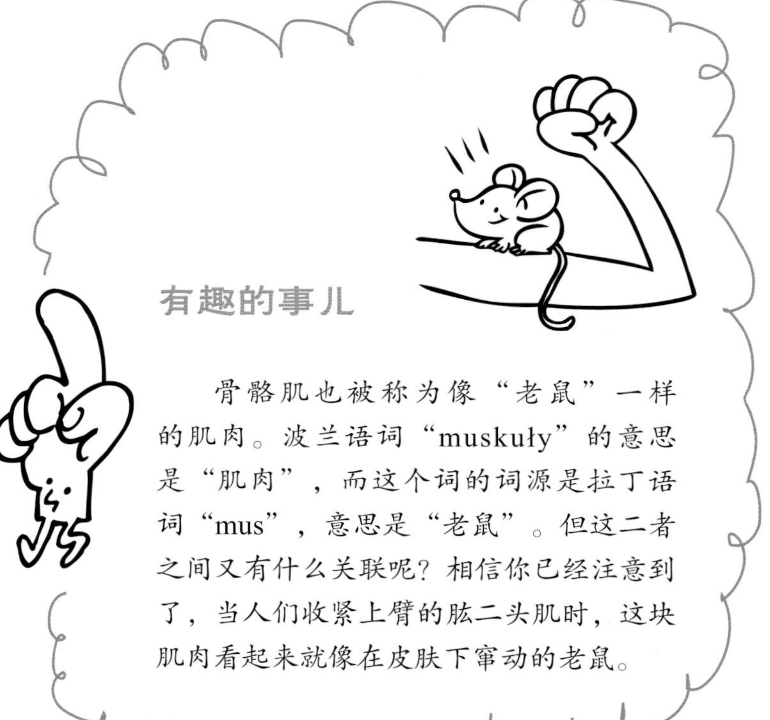

有趣的事儿

骨骼肌也被称为像“老鼠”一样的肌肉。波兰语词“muskuły”的意思是“肌肉”，而这个词的词源是拉丁语词“mus”，意思是“老鼠”。但这二者之间又有什么关联呢？相信你已经注意到了，当人们收紧上臂的肱二头肌时，这块肌肉看起来就像在皮肤下窜动的老鼠。

真是件绝美的雕塑!

我们可以在不做动作的前提下将肌肉收紧。如此一来，肌肉不会缩短（因为骨头没有改变位置），只会变硬。这就是健美运动员在比赛中要做的事情——收紧腹肌，让大家看到他皮肤下的“暖气片”。

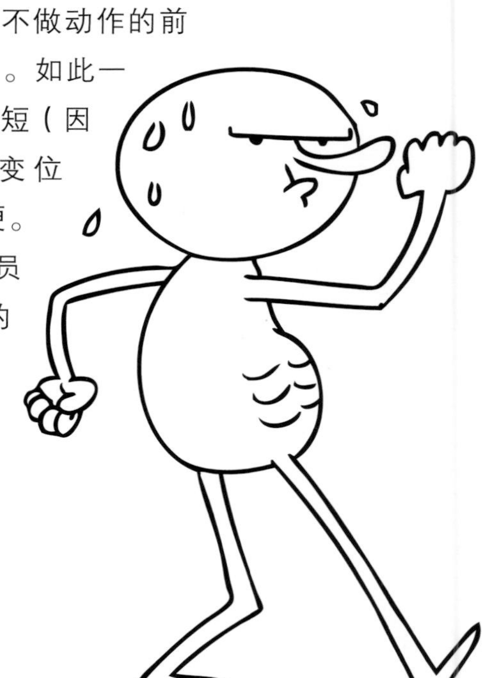

为什么运动的时候会发热?

当我们踢足球、做体操或者跳起来的时候，身体便会发热——体温升高，脸颊红晕，皮肤变红，最后出汗。身体通过出汗来降温。但这些热量是从哪里来的?

肌肉工作的同时也伴随着能量转换。1/4的能量用于完成体力活动，3/4的能量被转化为了热量，所以我们的身体才会发热。

燃烧卡路里

大家都说，运动能让我们燃烧卡路里。这句话的意思是说，我们在运动时会消耗食物和脂肪储存的能量。肌肉不停地工作，随之产生热量。卡路里正是测量热量的单位!

挤出第七滴汗水

当一个人强迫另一个人使出很大力气时，我们会说“他让那个人挤出了第七滴汗水”。这句话用来形容工作使人疲惫不堪。其实我们并不知道为什么这里会出现数字“七”，大概“七”就代表着“多”。这句话不仅可以用来描述体力活动，也同样适用于脑力活动。比如说，我们的数学老师要求很高，解他的题要挤出我们的第七滴汗水。

运动员的湿汗衫

集训过程中，运动员的肌肉做着高强度运动，产生大量的热。为了防止过热，身体会排出大量汗液，一小时内甚至能排出4升！难怪比赛的时候汗水会湿透运动员的衣衫。

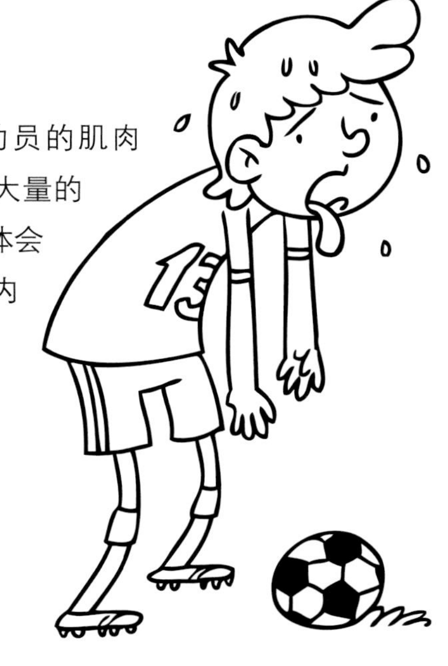

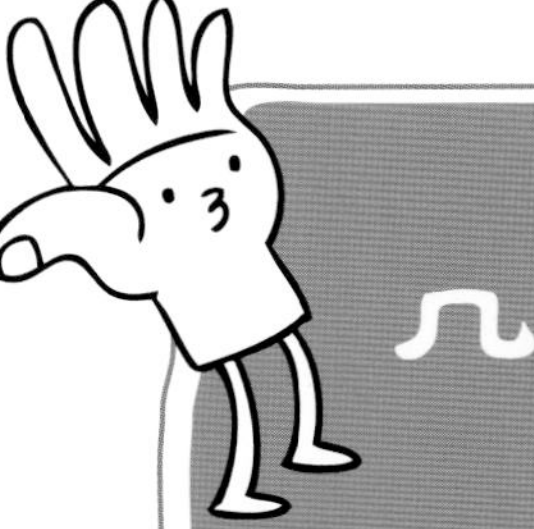

几个真相

- 人体内大概有650块肌肉。
- 其中约450至500块是所谓的骨骼肌，它们的行动听从大脑的指挥。
- 瘦子体内肌肉的总重量是体重的一半。
- 男性的骨骼肌重量大约是体重的40%，女性的骨骼肌重量大约是体重的35%。一个人体内骨骼肌的重量为20至35千克!

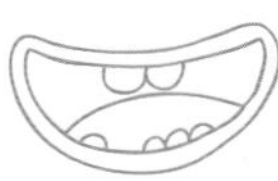
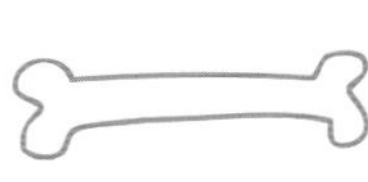
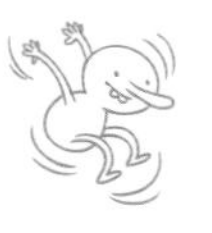
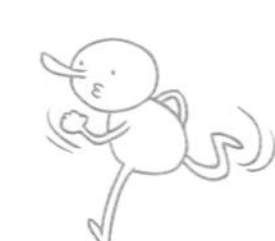

关于肌肉的几则趣话

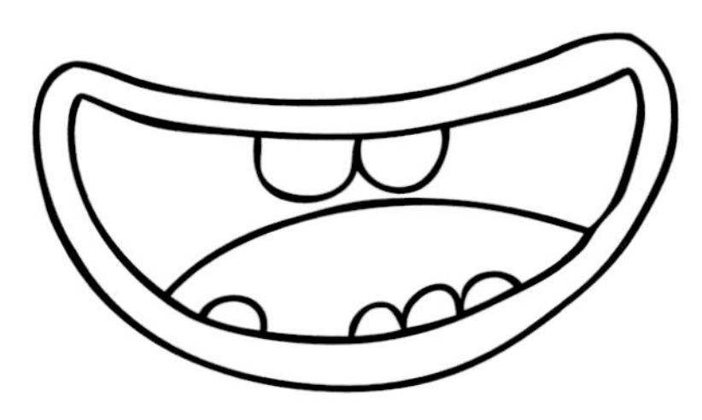

什么是表情肌？

表情肌是能够让我们作出表情、展现情绪的肌肉。它们属于横纹肌，因此我们能对它们进行控制。表情肌位于脸部和头部，平整地附着在颅骨上，每一块肌肉中至少有一根肌腱与皮肤相连。所以，收缩表情肌可以使脸部和头部的皮肤拉紧、移动或起皱。

脸就像一本打开的书

有了表情肌，我们便无须用言语来表达自身的各种感觉：喜悦、幸福、悲伤、惊讶、自豪、沮丧、恐惧、厌恶、愤怒、怀疑、羞耻、不满。我们通过表情和他人交流，向别人讲述我们正在经历的事情，流露我们当时的心情。

量化感觉

微笑需要用到 17 块表情肌。

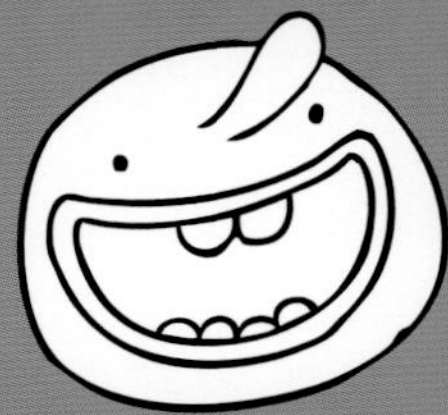

亲吻别人的脸颊需要 12 块表情肌同时工作。

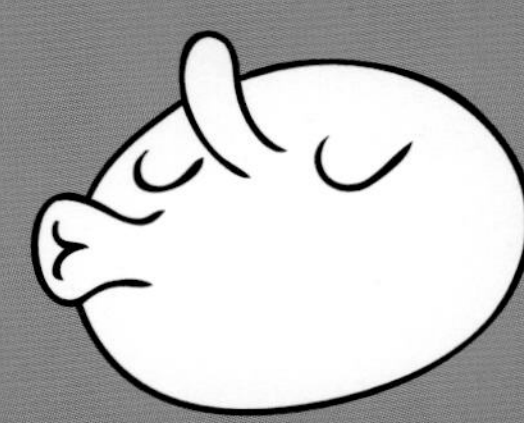

参与皱眉的表情肌有 40 块。

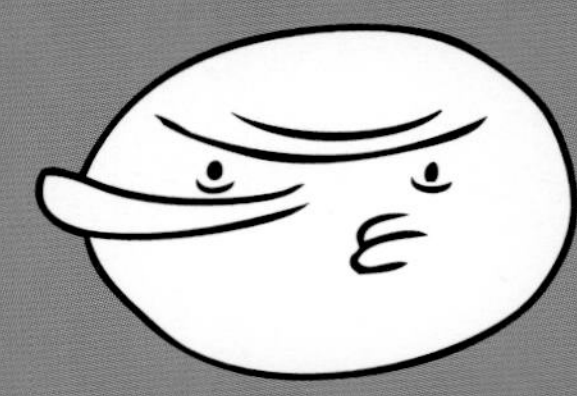

需要 43 块肌肉才能作出一个伤心的表情。

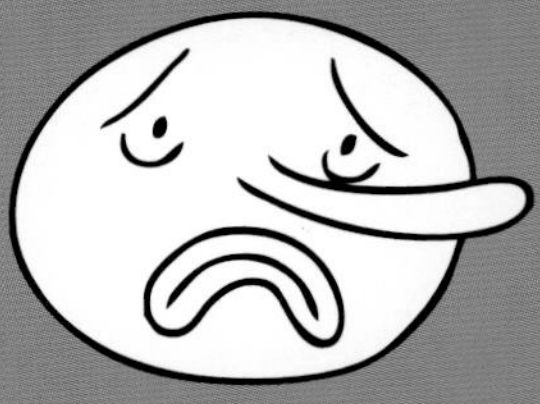

如何辨别假笑?

据说假笑是被贴在脸上的。也就是说，当我们假笑的时候，嘴角虽然上扬，眼睛却没法传达喜悦。辨别这种假笑其实很简单：嘴巴周围的肌肉在工作，眼睛周围的肌肉却不收缩，眼角也不会出现皱纹（人们将它称为鱼尾纹）。

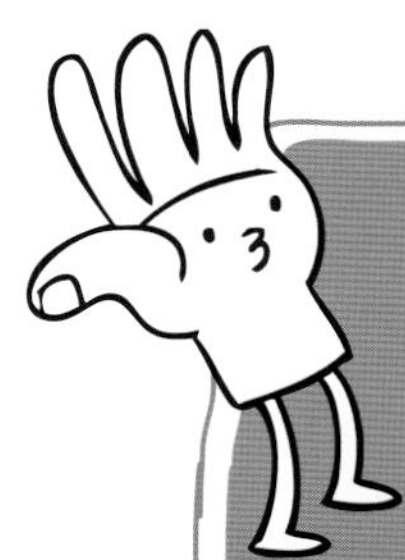

几个真相

- 我们的面部和头部大约有50块肌肉，其中超过30块是表情肌。
- 多亏有了它们，我们才能眨眼、张嘴、闭嘴、动动脸颊、抬抬眉毛。有些人甚至可以稍微动动耳朵。
- 负责闭眼和睁眼的肌肉是整个人体中行动速度最快的肌肉。我们一秒钟之内可以眨5次眼睛。
- 说话、唱歌、吹口哨，都需要表情肌的参与。

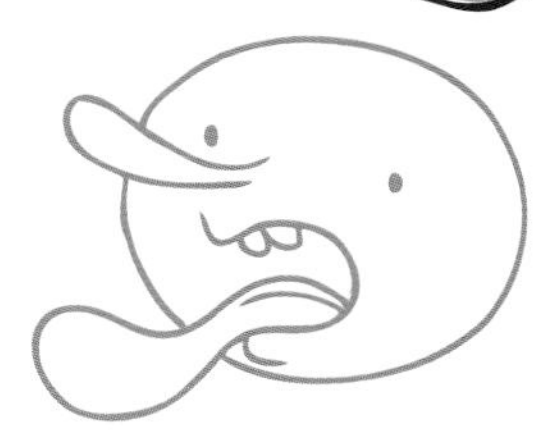

舌头是肌肉吗?

舌头由14块肌肉组成，它们彼此不同，却合作高效。舌头非常灵活，舌尖甚至可以伸到嘴里的任何地方。有了舌头，我们就能自如地说话、吃饭、喝水和吞咽。

卷起舌头

有些人可以向上卷起舌头，有些人却不可以。你能做到吗？如果不能，就算你去学习和练习，也终将是竹篮打水一场空。这种能力与舌头的伸缩性无关，而是由基因决定。如果你没有这种基因，舌头自然也卷不起来。

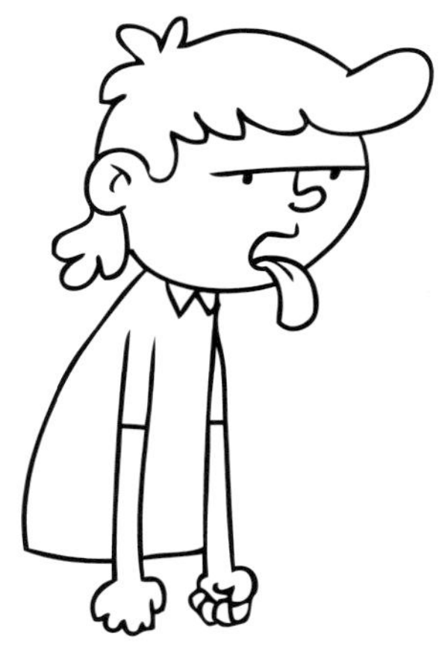

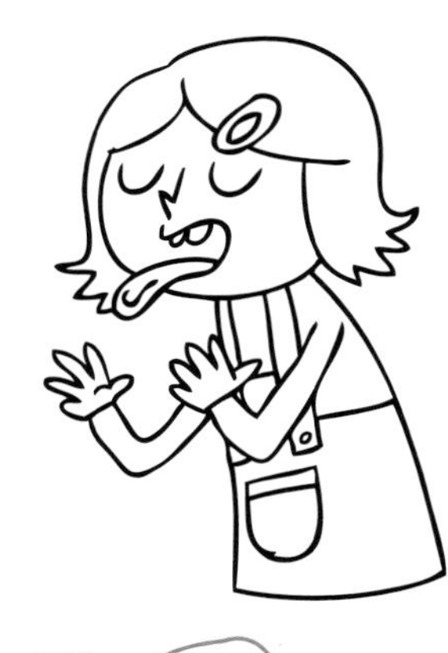

遗传的证据

如果父母双方都不能卷起舌头，那么他们的孩子一般也无法完成这个动作。如果爸爸妈妈体内不携带这种基因，就没办法凭空把技能遗传给孩子。

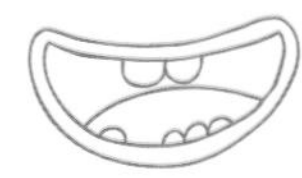

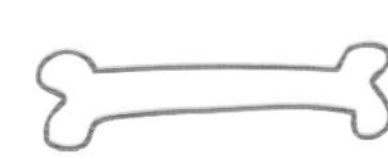

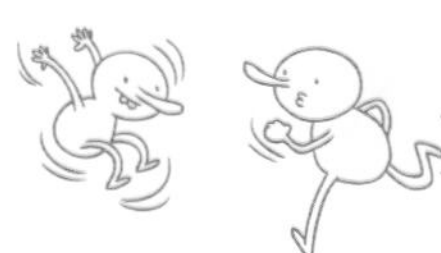

运动时必须要控制骨骼肌吗?

我们不一定要有意识地控制它们，因为我们可以教会它们如何完成不同的动作。你肯定还记得刚开始学习游泳或骑车的时候有多么困难。因为你根本不知道身体该如何协调才能不溺水、不摔下单车，也不清楚哪些肌肉要按照哪样的顺序收紧和放松。一旦掌握了运动时肌肉工作的诀窍，你就可以自如地骑车和游泳，完全不用思考如何操纵肌肉。只要勤加练习，我们的许多动作就可以收放自如。

站着不动的时候肌肉在工作吗?

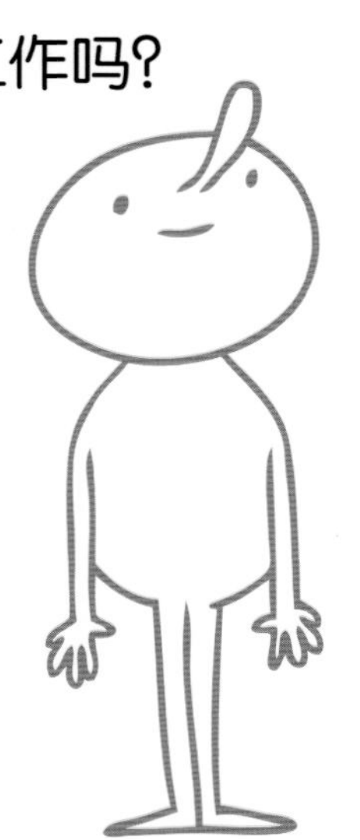

当然！保持身体的直立和平衡需要300块肌肉同时工作。我们甚至都没有意识到这些肌肉在不断纠正并保持着身体的姿势，而这一切都需要肌肉的参与。

为什么人用两条腿，而不是四条腿走路?

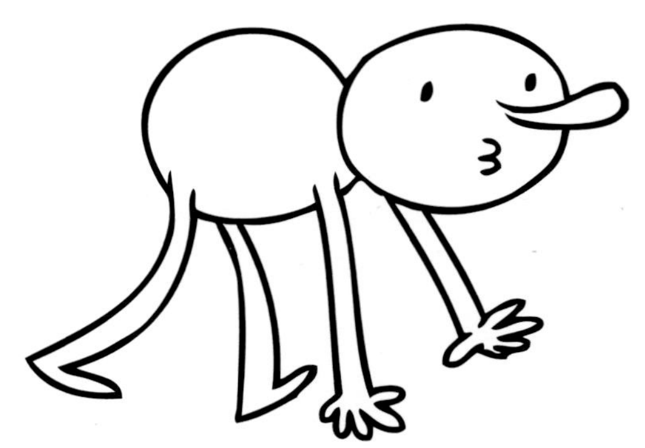

两条腿运动的益处很多，因此这种方式通过进化得到普及。当人用双腿站立时，脑袋的位置就能高一些，这样更容易觉察到危险，也更容易寻觅到食物。当人用两条腿走路时，两只手就可以腾出空来去完成更多有用的动作，例如操纵工具、获取食物、照顾后代。在执行复杂任务时，人的大脑也在不断进化。

有趣的事儿

当你向前走一步，就有约200块肌肉参与到这个动作中来。

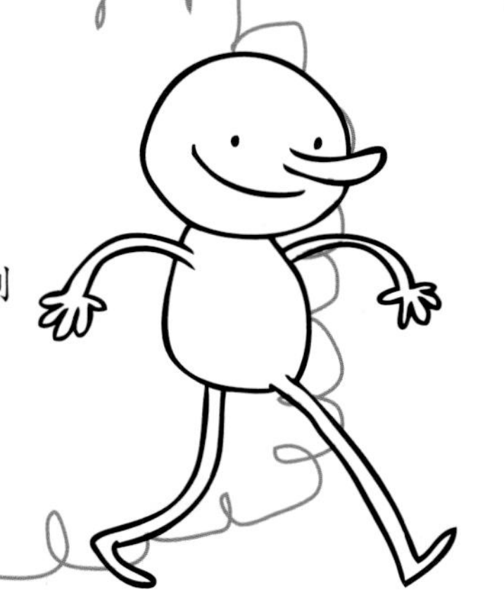

文明的缔造者

掌握两条腿走路的技能后，我们的祖先比四条腿走路的动物获得了更多的优势。因此，人类大脑的进化速度高于四足动物。也正是凭借着大脑的优势，人类创造出了文明。

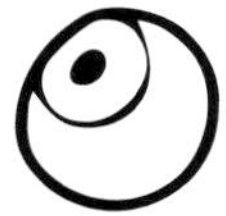 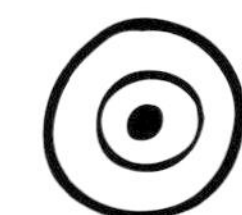 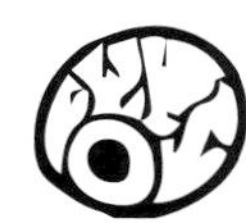 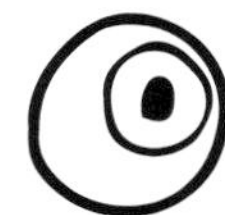 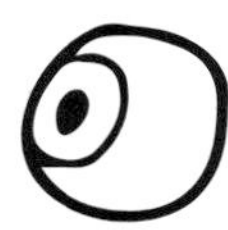 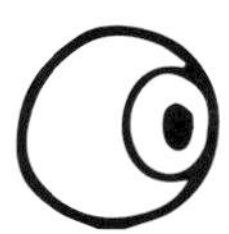 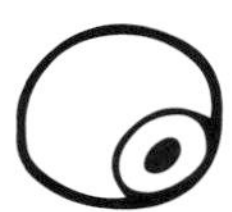

脸部只有表情肌吗?

脸部不仅只有表情肌，这儿还分布着许多没有和皮肤相连的肌肉。例如不属于表情肌的眼球肌，它们的任务是使眼球转动起来。我们甚至都没有注意到，眼睛几乎一直在进行细微的运动。不仅是醒着的时候，就连我们睡觉的时候它们也在运动！做梦时，眼球在闭着的眼皮下快速转动。为了我们在观影、阅读、写字时能看得清晰明了，眼球肌也在努力工作。

运动纪录保持者

眼球肌是体内最活跃的肌肉——每天可完成100 000次运动。如果是双腿走了100 000步，大概相当于我们走了60公里！

肌肉的力量来自哪里?

从前文中你已经得知，肌肉工作的同时会发生能量转换，所以你可以用力地踢球，或者快速地奔跑。此外，肌肉运动产生的部分能量会使我们的身体发烫。但这些能量并不是凭空得来的。为了肌肉的正常工作，必须要给它们“加油”。血液为肌肉提供营养和氧气，这样肌肉就可以从食物中获取能量了。

像汽车一样

汽车引擎中的汽油在氧气的参与下燃烧，汽车就获得了行驶所需的能量。同理，养分在人体肌肉中燃烧，由此产生的能量使肌肉收缩，从而带动身体运动。

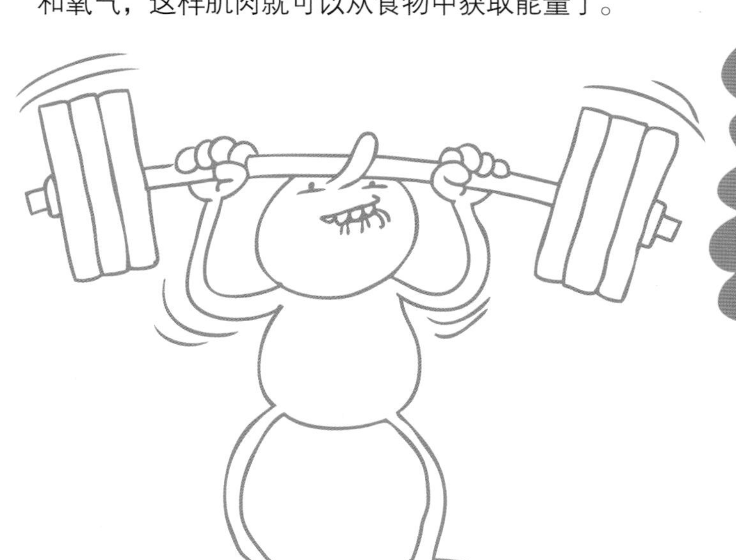

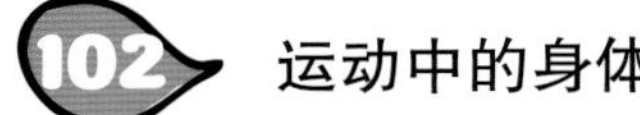
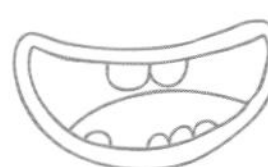
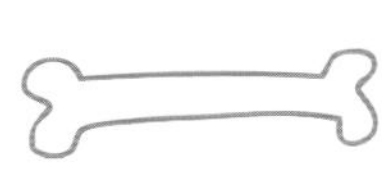
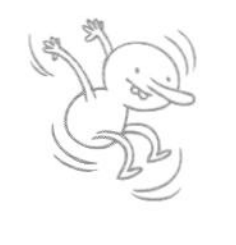
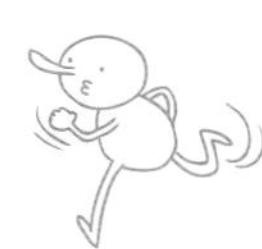

运动永远是健康的吗？

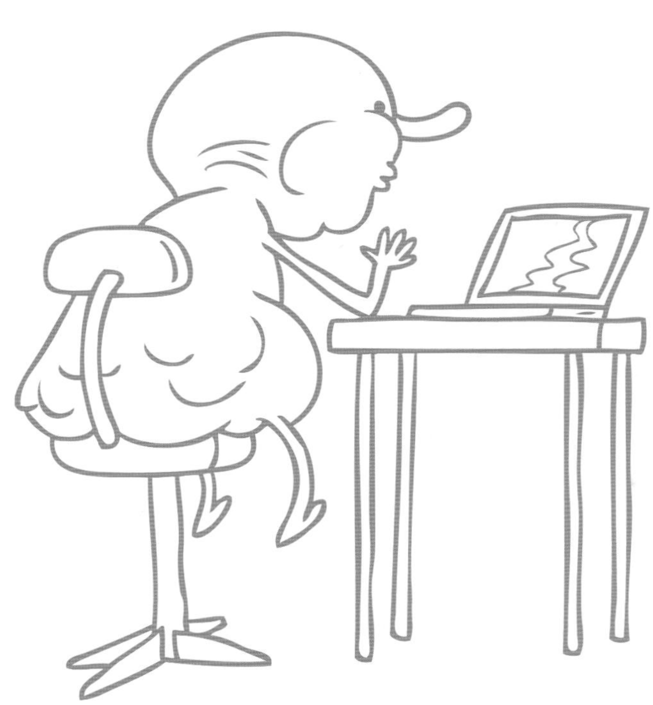

运动不足

现代人的生活越来越舒适——开汽车，坐火车，这些便利让我们的运动量越来越小。现在，我们将大把的时间花在了电脑和电视上，户外玩乐或散步的时间少之又少。这种生活方式不仅不利于我们的健康，还会带来可怕的后果——肌肉日渐虚弱，心肺功能日益下降，体重不断上涨。因此，我们应该积极参加体育锻炼。我们的身体爱运动！只有锻炼才能保证身体的正常运转。

有趣的事儿

运动是颗万能药，人人都能得好处。“买”它不用处方，不必掏钱，更不会惹来有害的副作用。

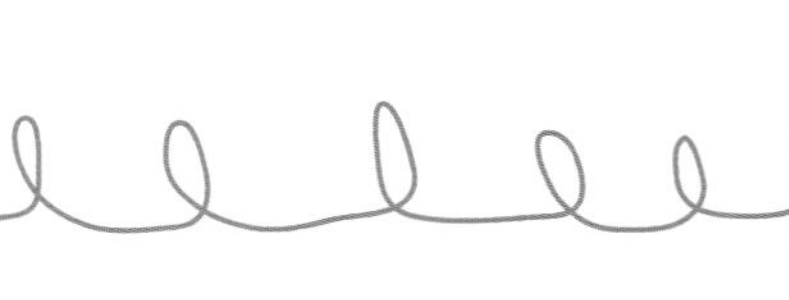
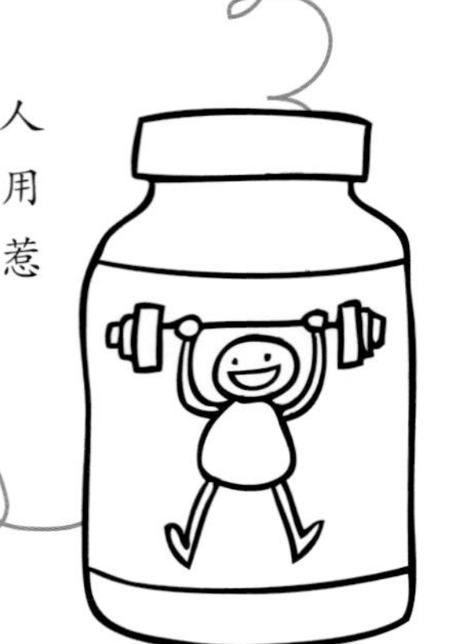

为什么大力士的肌肉那么大？

骨骼肌有一个特征——当我们频繁用力，它就会变得更大更健硕。肌肉纤维增厚能使肌肉在皮肤下更加显眼，人也因此越来越强壮，准备着迎接更大的挑战。为了在比赛中取得优异成绩，运动员们每天都要进行密集的训练。

只有运动员是满身肌肉的吗?

每个人都有相同数量的骨骼肌，所以，不管是运动员还是瘦弱的人，大家都是满身肌肉。但在口头表达中，满身肌肉的人通常是指接受过肌肉训练、肌肉发达、皮下脂肪很少的人，他们的肌肉看起来非常明显。肌肉非常发达的身材被称为“健美身材”或者“雕塑般的身材”。

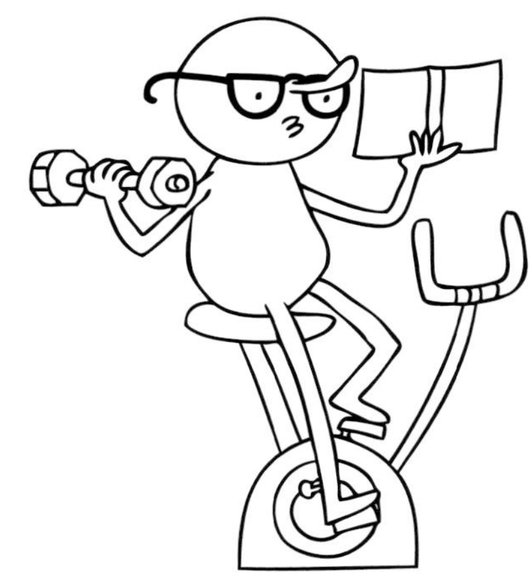

Kulturysta是什么人?①

与单词的拼写不同，Kulturysta指的既不是从事文化工作的人（不研究文学、音乐、艺术或是哲学），也不是文质彬彬的人。实际上，Kulturysta指的是进行健美训练的运动员。健美训练是一种塑造体形的训练，力求最大限度地增加全身的肌肉。健美运动员会像健身房中的健身爱好者一样，使用不同的器械进行锻炼，只不过他们的训练更加密集，负重更大。男性和女性都可以参加健美训练，并可以参加比赛获得奖励。

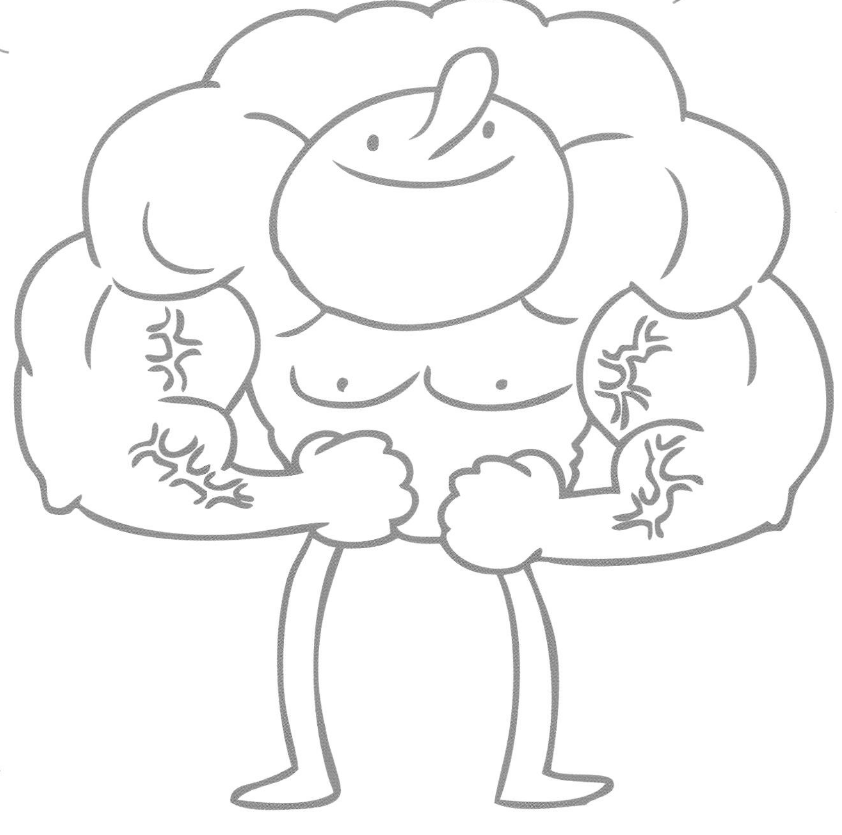

遗传而来的体形

我们的体形是从爸爸妈妈那儿继承来的。这就是为什么有些人身材苗条，肌肉也不太显眼，而有些人却体形壮硕，肌肉也很发达。即使前者在健身房付出两倍的努力去训练，也没办法获得后者那令人赞叹的身形。

然而，要想获得一身健美的肌肉，努力训练是必不可少的——训练方式可以是参加系统集训，或是完成劳累的体力活。建筑工、冶铁工和伐木工在上班时就能练就一身肌肉，下班后的他们无须额外去健身房挥洒汗水了。

① 波兰语“Kulturysta”的意思为“健美运动员”，“Kultura”的意思为“文化”。因为两个单词拼写很类似，所以容易使不熟悉健美运动的人对“Kulturysta”的理解产生偏差，误以为“Kulturysta”（健美运动员）与“Kultura”（文化）之间有某种联系。——译者注

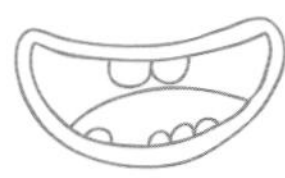

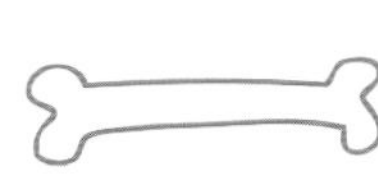

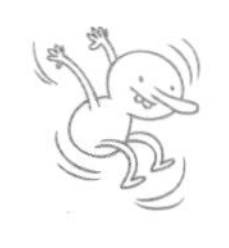

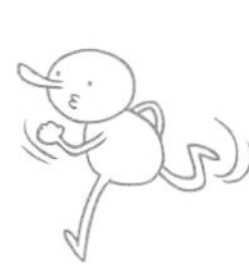

健身房？不必了，谢谢！

还在生长发育的儿童不宜进行过度的体育锻炼！运动和训练也可能会过量。职业运动对儿童来说是有害的，健身房的剧烈运动和负重运动也不利于儿童的健康。这些运动会阻碍增高、扭曲骨骼，甚至可能导致孩子以后患上严重的疾病。

任何奖牌或奖杯都不值得让你在几年之后落下残疾！

如何测试自己的力气？

你可以在训练场或健身房里找到一些测量拳击力或按压力的设备。在家也可以进行测量，所需的设备就是一台体重秤。

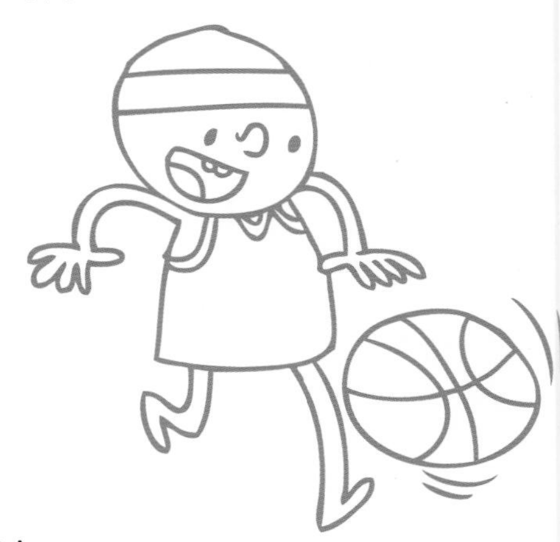

儿童运动法则

对于只有几岁的孩子来说，最好的运动是一次能锻炼多个肌群的运动。这样可以均匀锻炼肌肉，避免让正在生长的机体承受太多的负荷，也不会扰乱身体的正常发育。除此之外，不鼓励儿童进行负重大、高强度的运动，这会导致肌肉因缺氧而发生酸痛。

可以！

你可以游泳、骑单车、溜旱冰，在冬天的时候滑冰、滑雪、滑雪橇。你也可以跑步、踢足球、打乒乓球、打网球，还可以去试试骑马、帆船或者柔道。

不可以！

避免进行短跑，不要去健身房练举重或练器械。只有停止发育的成年人才能去做这些运动，而且他们的运动也得适度。

测量力气的详细步骤

把体重秤放在桌子上。

↓

找一个舒服的姿势坐在椅子上，将整只手放在秤上。

↓

尽全力用手按压体重秤——身体不要向前倾斜，也不要从椅子上站起来。

↓

用力按压，直到感觉肱三头肌（上臂后部的肌肉）明显收缩。

↓

查看体重秤的重量指数——这个结果就是你按压体重秤力量的大小。

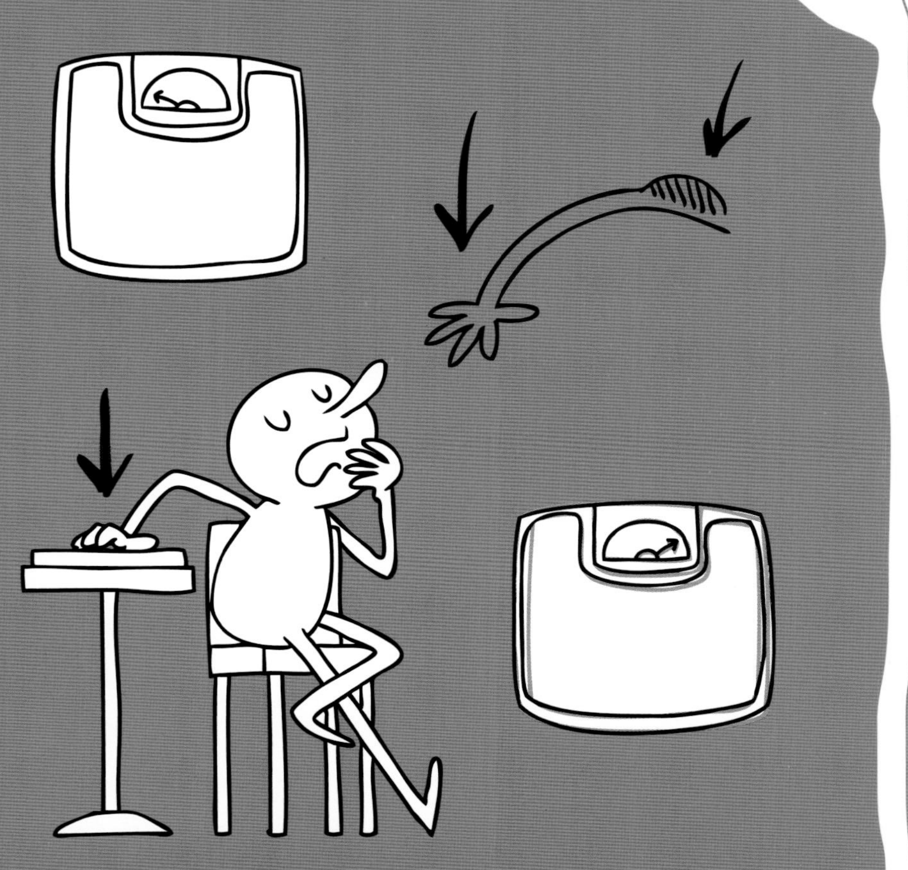

为什么运动前的热身很重要?

热身是一种舒缓的运动，可以放松肌肉并促进血液循环。热身后，肌肉能承受更剧烈的运动，比赛或竞赛时肌肉因为剧烈拉伸而受伤的可能性也更小。

如橡皮泥一样

下面的例子能让我们体会热身的重要性。如果你去拉伸一块冰冷的橡皮泥会发生什么？橡皮泥会被拉断。但如果我们用温暖的手掌滚动橡皮泥，它就不会那么快地被拉断。肌肉也是同样的道理。

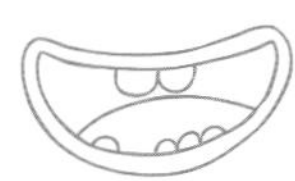
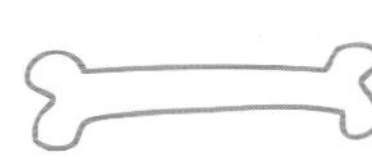
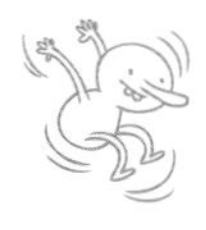
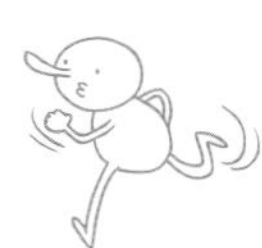

为什么肌肉会疲劳?

收缩时的肌肉处于努力工作的状态。如果这种工作的强度很大或者时间很久，肌肉在收缩的过程中就会耗尽能量储备。简单来说就是“燃料”的供应速度赶不上消耗速度，供的比用的少。这是肌肉疲劳的原因之一。

第二个原因是对肌肉过度的刺激。肌肉遵循神经系统发出的信号进行收缩。当“收缩”指令蜂拥而至，整个系统就会变得疲惫不堪并开始出现故障，信号传输的效率也会下降，最终完全停止运转。

正是这两个原因导致引起疲劳的物质在肌肉中产生并堆积。

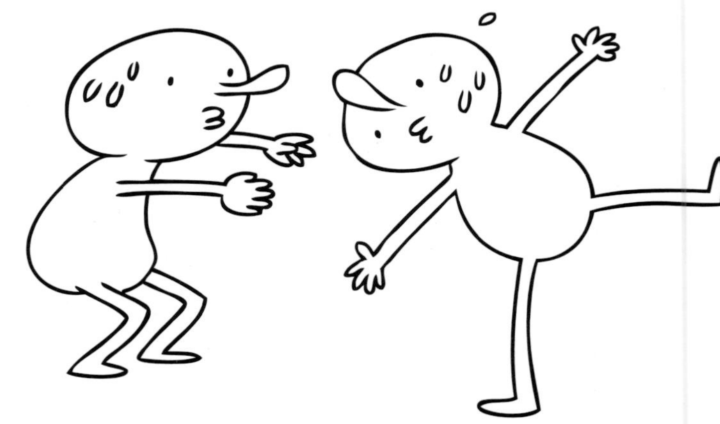

如何才能知道肌肉疲劳了?

疲劳的肌肉收缩速度更慢、收缩强度更小，身体的主人也能感觉到自己的力气变弱，甚至可能出现肌肉疼痛或颤抖的情况。在疲劳的状态下，肌肉对神经系统发出的指令反应变慢，准确性变差。一段时间的休息能够将引起疲劳的物质从体内消除，此时的肌肉重获新生，随时准备开工。

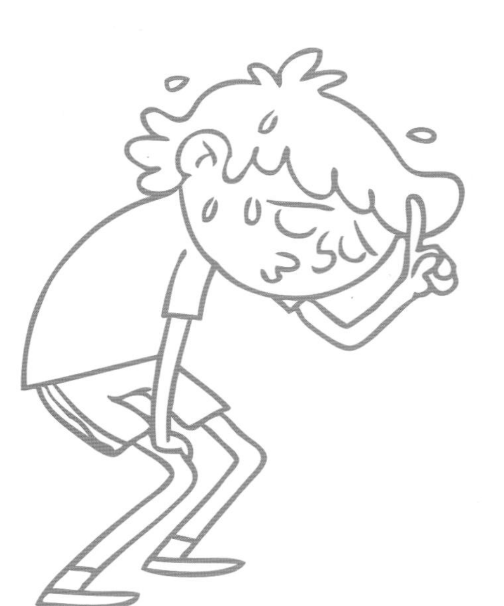
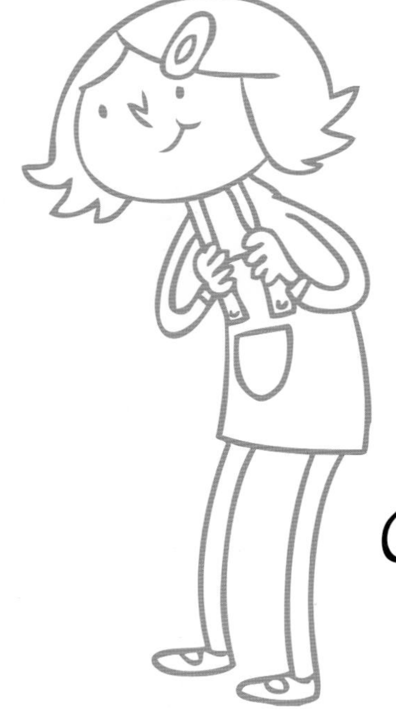

有趣的事儿

促进肌肉中的血液循环可以加快疲劳物质的消除。这就是为什么运动员会在比赛后蒸桑拿、做按摩。

什么是酸痛？

肌肉在过度劳累的情况下会出现酸痛。频繁密集的工作不仅会导致肌肉缺少“燃料”，还会引起肌肉缺氧。你有没有注意过这样一种情况：运动时的你即使呼吸已经加快，但还是气喘吁吁？这是因为此时的肺部无法为你提供足够多的氧气。在这种情况下，肌肉就像汽车引擎一样，在燃烧燃料的同时也产出了有害的废气。当然，肌肉中不会产生废气，在这儿只会堆积能引起酸痛的乳酸。这就是运动会引起疼痛，使肌肉变得僵硬且不听使唤的原因所在。肌肉需要休息。两三天后肌肉中的乳酸便会消失，恢复到活力满满的状态。

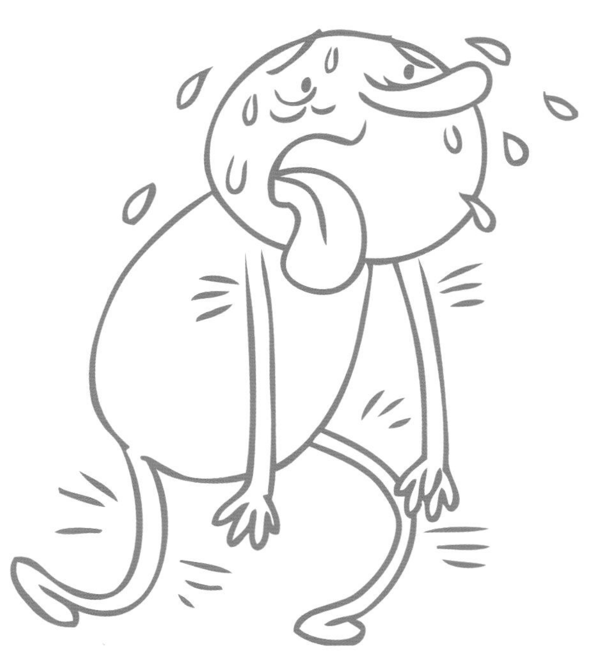

玩味一下

什么是氧债？

当我们缺乏氧气来燃烧肌肉中的“燃料”时，就会产生氧债，但即便如此，我们还是会让肌肉在短时间内进行高强度工作。百米跑就是这种情况。如同潜水员在下潜之前要做的那样，短跑运动员在开跑之前也会做类似的动作：往肺里吸入空气，屏着呼吸，直到跑至终点。也就是说，整个跑步过程中运动员并没有吸气。这样能跑出更好的成绩，但肌肉因此也产生了氧债。

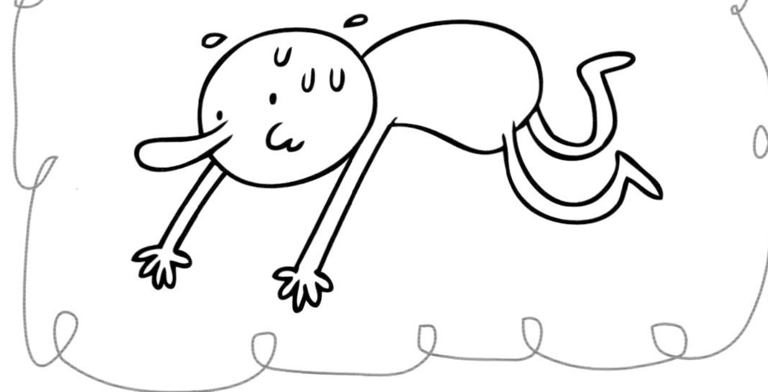

氧债如何偿还？

氧债就像其他债务一样，必须还清。这意味着乳酸必须依靠机体进行分解和清除，以此达到消除酸痛的效果。此后，机体恢复平衡，肌肉重获新生。在排除乳酸的过程中，机体消耗了和运动时一样多的氧气。这样一来，氧债就被还清了。

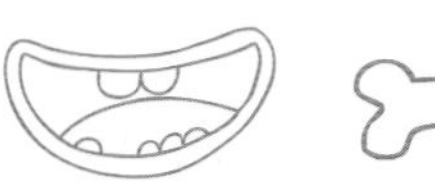

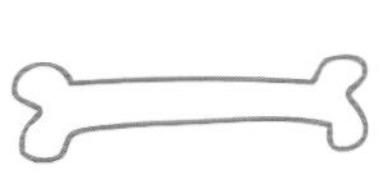

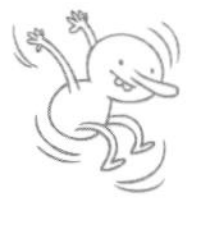

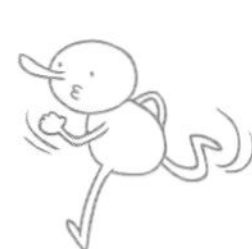

为什么大脑喜欢运动？

越运动，越聪明

如果你想学滑雪、跳绳或者打网球，长时间的练习必不可少。你可能还没意识到，运动不仅能够健身，还能够健脑。对那些积极参加运动的人来说，他们的肌肉会逐渐发达，日益强壮，大脑的运转也将更加顺畅。但对那些把空闲时间花在电脑和电视上的人来说，就不要想着能够快速获取新资讯或专心写作业了。

穿梭于林间的发育之道

仅靠埋头苦读、答疑解惑来刺激大脑发育是远远不够的。即使在奔跑、游泳、散步、踢球、穿梭于林间时，你的大脑也在发育。这就是你的智慧之源！当爸爸妈妈指责你花了太多的时间用来踢球、骑车而不去学习的时候，就把这些话讲给他们听！

协调能力是什么？

你还记得学自行车时最难的是什么吗？要同时完成各种动作其实并不简单：既要蹬车看路，又要保持平衡控制方向，还要在转弯的时候适当倾斜身体。除此之外，在单车开始摇摆的时候还必须及时作出反应，观察路况的同时决定到底是该刹车还是加速。同时完成这些复杂动作的能力就是运动的协调能力。

有趣的事儿

我们之所以能够完成一些事情，是因为具备了良好的运动协调能力。不仅各种体育项目、跳舞、表演魔术、演奏乐器、绘画、开车、捏橡皮泥，甚至织围巾，都对我们的协调能力提出了要求。它们不仅锻炼了身体，还训练了脑力。

返老还童法

科学家指出，包括散步在内的体育锻炼有利于保持大脑的健康，这对所有年龄阶段的人群都适用。积极参加体育锻炼的爷爷奶奶会比那些不爱运动的老人拥有更年轻的大脑。运动甚至可以消除大脑衰老带来的消极影响！此外，积极参加体育锻炼的人很少心情沮丧，患上抑郁症的概率也更小。

运动会影响情绪吗？

体育锻炼可以改善情绪。通过对神经系统产生影响，运动能达到消除悲伤、赶走忧郁、平复情绪、舒缓压力的效果。人们已经发现，大量运动时大脑中会产生一种叫作“内啡肽”的物质。它们能够影响情绪，被称作“快乐因子”。这就是为什么我们踢完球散完步后虽然很累，却很开心。内啡肽还可以减轻疼痛。正是有了这种物质，在比赛中即使受伤，运动员也不会感觉到肌肉有那么疼痛。

玩味一下

肌肉锻炼如何影响大脑？

在完成一些复杂动作的时候，大脑要同时控制多块骨骼肌，命令它们按照一定的节奏收缩和舒展。如果把滑板和舞蹈比作音乐会，那么大脑在其中扮演的角色就是指挥。它为“乐团”中的所有肌肉精准分配任务，确保每块肌肉的完美“演奏”和每场“音乐会”的圆满落幕。大脑灰色细胞之间的众多新联系就此建立，一种对学习和思考都至关重要的蛋白质随之产生。如此一来，脑部“处理器”的运行速度逐渐提升，信息的传输和记录也更加顺畅。

不要逃掉体育课！

锻炼身体可以促进大脑中灰色细胞的发育。聪明的人不会想方设法逃掉体育课！

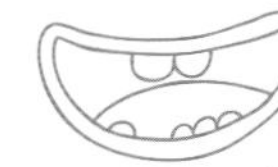
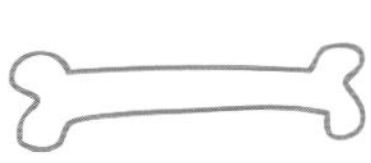
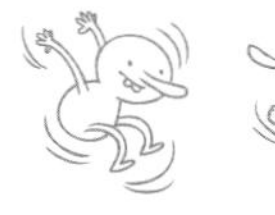
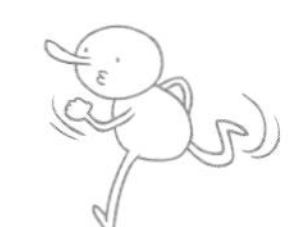

为什么要锻炼手臂？

什么是动手能力？

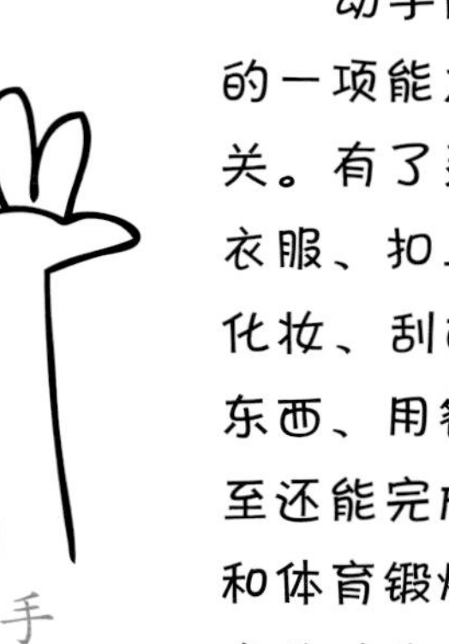

动手能力是日常生活中不可或缺的一项能力，和我们双手的灵活度有关。有了灵活的双手，人们就能穿上衣服、扣上纽扣、系紧鞋带，刷牙、化妆、刮胡子更是不在话下，拿剪刀剪东西、用餐具吃饭简直就是小菜一碟，甚至还能完成素描、着色、写字、演奏乐器和体育锻炼（例如打乒乓球）等一些更复杂的动作。

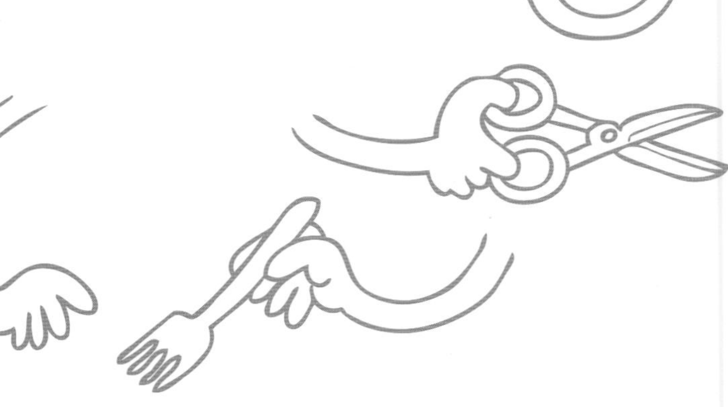

动手能力是用手完成众多复杂精细动作的能力。

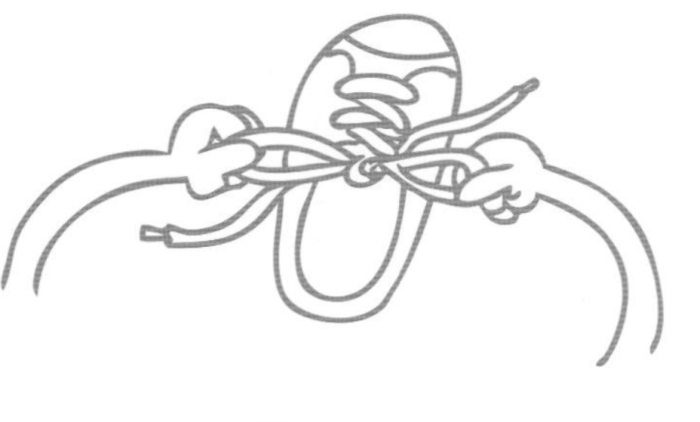

如何提高能力？

动手能力的训练场地不是健身房，出汗、大量运动、肌肉酸痛也和它扯不上关系。在这里，力气算不上什么，精准度才是关键。动手能力的训练从很小的时候就开始了——抓玩具、玩沙子、堆沙山，这些孩子生活中的常见游戏就是提高动手能力的必修课！

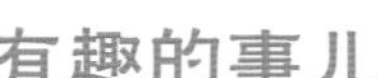
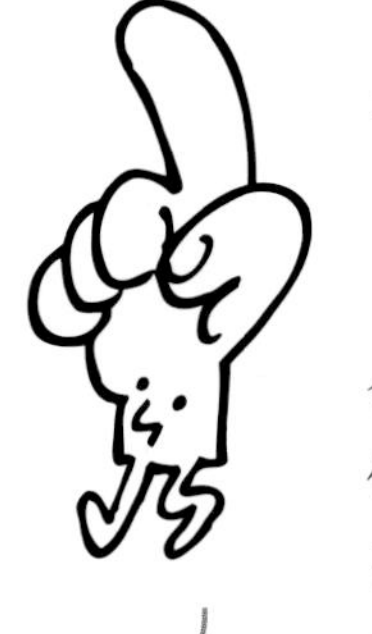

有趣的事儿

做家务也是锻炼动手能力的好机会：扫地、洗碗、削水果、切蔬菜、包饺子、摆桌子、做三明治、在橱柜里整齐地摆好碗碟。所以，多帮妈妈做做家务，你的大脑将会更加灵敏！

重要的任务——游戏

游戏促进动手能力的提高。搭积木、给娃娃梳妆打扮、在沙滩上堆起一座城堡、画画、玩橡皮泥和黏土、剪纸、收集邮票、打桌游、穿针引线、拼图、DIY，这些活动让双手更加灵巧，更让大脑受益匪浅。大脑的神经细胞之间由此建立起新的联系，这让我们变得更加聪明伶俐。

为什么电脑不能代替蜡笔和螺丝刀?

儿童和青少年对电脑游戏情有独钟，但打电游却不能代替着色、素描和DIY。虽然打游戏可以锻炼大脑和双手的协调能力，但它无法给你提供多方面锻炼双手的机会，也无法提高双手完成工作的能力。如果你想拥有灵活的双手和更加聪明的脑袋瓜，就请不要对挑竹签、手编蝴蝶结这类传统的娱乐活动视而不见。此外，学会缝纽扣和拧螺丝也大有用处——它们能在生活中派上用场。

什么是魔术?

极其灵巧的双手到底能变出什么花样? 所谓的魔术，就是能让人产生错觉的小把戏。技艺高超的魔术师完成动作的速度极快，以至观众都被迷惑，误以为魔术师有什么特异功能。硬币消失术、纸牌魔术、从耳后凭空变出一条手帕——这些把戏正是魔术师动手能力和双手灵巧度的体现。

完美演奏

演奏乐器需要一双灵巧的手。钢琴家、小提琴手、吉他手和竖琴手必须要练习多年才能精准而快速地使用手指，让乐器发出优美的旋律。演奏是一门伟大的艺术，人们因此对音乐家心生敬佩，并陶醉于他们的演奏会中。

一个晦涩难懂的词：Prestidigitator

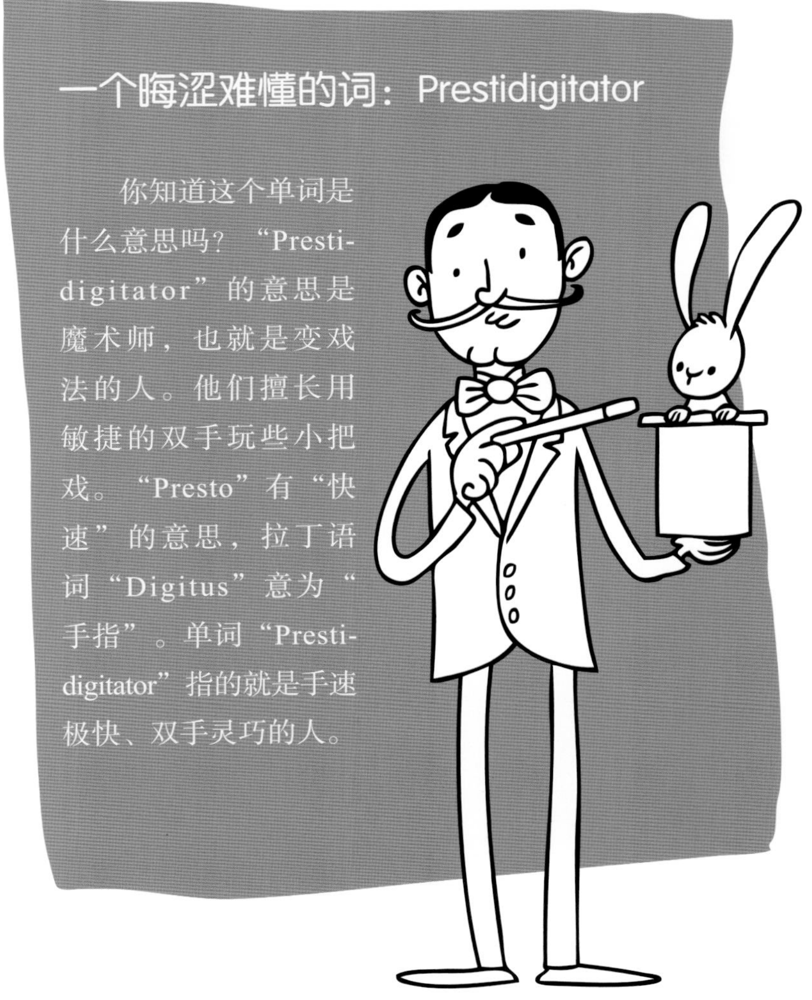

你知道这个单词是什么意思吗？“Presti-digitator”的意思是魔术师，也就是变戏法的人。他们擅长用敏捷的双手玩些小把戏。“Presto”有“快速”的意思，拉丁语词“Digitus”意为“手指”。单词“Presti-digitator”指的就是手速极快、双手灵巧的人。

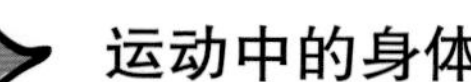
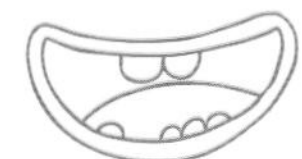
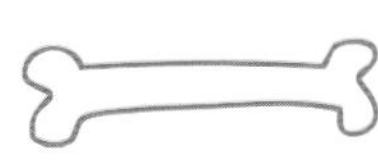
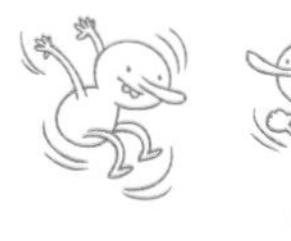
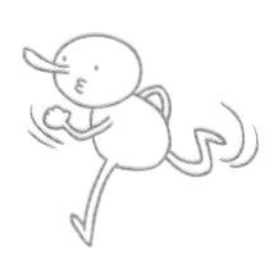

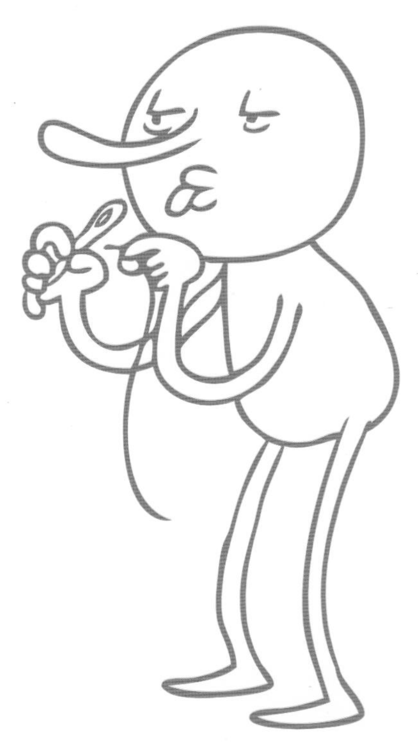

我们为什么会把舌头伸出来?

完成某些任务需要集中注意力并保证精准度，比如拿剪刀剪东西或穿针引线。有些人在做这类活的时候会轻轻吐出一点舌头。这种行为在儿童中更为常见，但它会随着年龄的增长逐渐消失。

当手在做精细动作的时候，为什么会吐舌头呢？科学家推测，在做某些事情时，手和舌头之间存在着某种相关性。过去，人类为了与群体中的其他成员进行沟通，舌头和双手会相互协作以达成目的。两种器官的互动一直保留到了今天，所以当双手做事的时候，舌头也会轻轻伸出来，帮助双手完成工作。反之亦然——当用舌头说话的时候，我们也会做些手势，帮助沟通更好进行。

完美的配合

我们每天都需要完成各种各样复杂的动作，却根本没有意识到这需要多块肌肉、不同关节和各种感官的合作。大脑、肌肉骨骼系统和感觉（视觉、触觉、听觉、深部感觉、平衡感）器官之间周密且高效的配合让身体得以运转。比如，你能在端着水杯的时候一边打电话，一边上楼梯，还能做到聊天不跑题，听着电话那头的笑话强忍着不笑出来，不摔下楼梯，也不弄撒茶水！实际上，你根本没有想过，要如何做才能兼顾这一切。

“捏”是一种怎样的动作?

用手完成精细活是人类的专长，甚至连类人猿也没有这种技能。它们只能用整只手来抓取物品——这种抓握姿势被称作“猴子式”，也就是半握式。猴子抓取苹果或坚果的时候只用上了四根手指（食指、中指、无名指和小拇指），大拇指并未派上用场。但人类却可以用弯曲的大拇指和食指捏住某个小玩意儿。任何一只猴子都做不了这个动作!

有趣的事儿

捏得精准是人类双手敏捷的基础。捏起面包屑就是一个例子。手指在比划字母“O”的时候也是捏在一起的，也就是大拇指和食指指尖能相互接触。

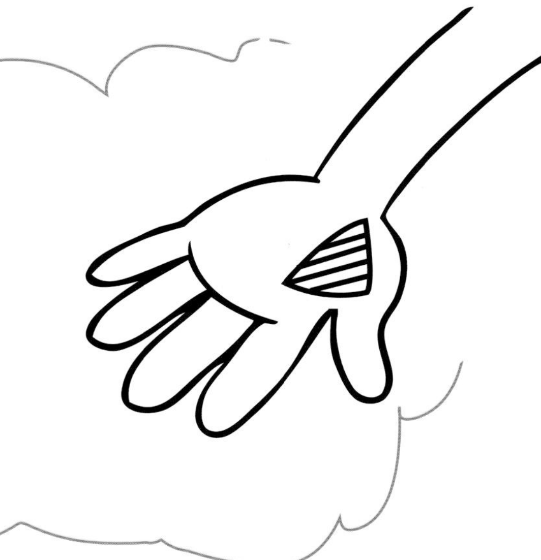

一块微小却重要的肌肉

为什么只有人类才能这样使用手指？因为人的手部有一小块能使指头捏东西的三角形肌肉。进化而来的这一小块肌肉赋予人类超越猴子的种群优势，人类的动手能力因此得到发展。这块肌肉叫拇对掌肌，它能牵引拇指指尖的掌面和其他各指的掌面相接触。

哪些工作需要用到拇对掌肌？

你有没有思考过这样一个问题——如果我们的手上缺了拇对掌肌，将有多少工作无法完成？

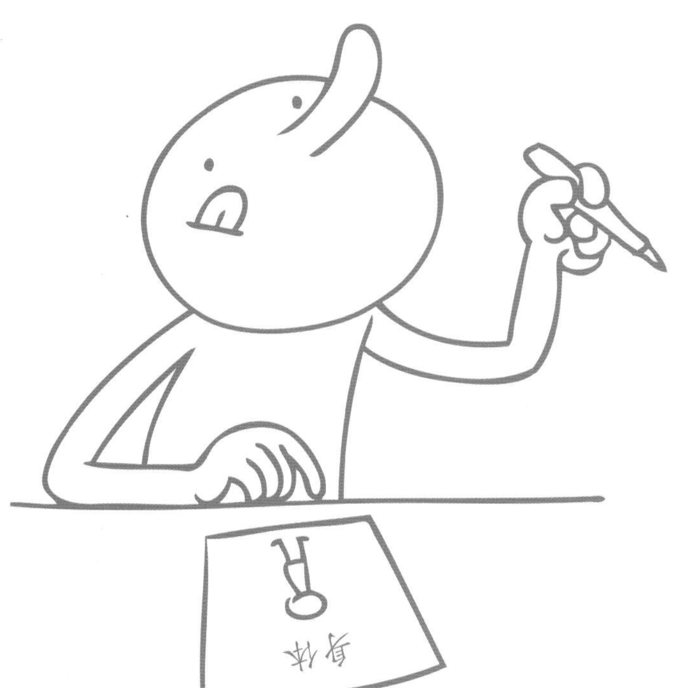

- 如果拇指和食指触不到一块儿，那么裁缝、鞋匠、钟表匠、首饰匠、外科医生、护士、牙医、绘图师、美发师、美容师就没办法工作。
- 如果不能用拇指和食指捏住钉子、螺帽和螺钉，那么安装工、电工、水管工、木工、伐木工就没办法尽到自己的职责。
- 如果没有了拇对掌肌，那么排球运动员、篮球运动员、手球运动员、网球运动员、击剑运动员等各种运动员就没办法进行训练。
- 雕塑、绘画和建筑（建筑师无法绘制房屋和桥梁的设计图）将不复存在，音乐会和花园（还有谁能够拔草修枝？）也将化为乌有。
- 做三明治、扣纽扣、系鞋带、翻书、用钥匙开门——所有人都将对这些动作束手无策。